AF311591

ÉCOLE ANTI-CÉSARIENNE.

Quatrieme Séance publique.

Décadi 3o Brumaire de l'an 7 de la République, à midi, dans le Temple ci-devant dit Saint-Thomas-du-Louvre, rue Thomas-du-Louvre,

Le Citoyen SACOMBE,

Fondateur de cette École, démontrera la fausseté des *Miracles Césariens*, à toutes les Sociétés Savantes de Paris. *Sacombe*

(*Bon pour deux.*)   Rue Gît-le-Cœur, nº. 15.

PREMIÈRE SÉANCE PUBLIQUE
DE L'ÉCOLE
ANTI-CÉSARIENNE
DU CITOYEN SACOMBE,

Honorée de la présence de l'Administration Centrale du Département de la Seine, qui distribuera les prix aux citoyens Fabré, Chaumel, Jouannia et Pic.

Le 29 *Ventôse*, de l'an *VI*, à onze heures du matin, dans la Salle du Cercle de l'Harmonie ; l'entrée est par le grand escalier du Palais-Égalité. *Sacombe*

PLUS

D'OPÉRATION-CÉSARIENNE,

OU

LE VOEU DE L'HUMANITÉ.

PAR LE DOCTEUR SACOMBE,

Médecin-Accoucheur, Professeur de l'art des accouchemens et Membre de la Société Libre des Sciences, Belles-Lettres et Arts de Paris, séante au Louvre.

Mentiri nescio.
JUVENAL.

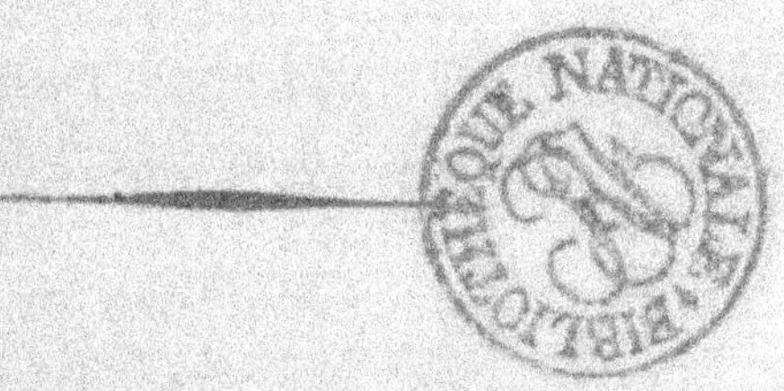

A PARIS,

DE L'IMPRIMERIE DE H. L. PERRONNEAU,
RUE DES GRANDS AUGUSTINS.

AN V. DE LA RÉPUBLIQUE FRANÇOISE.

PLUS

D'OPÉRATION-CÉSARIENNE.

DISCOURS

SUR L'IMPOSSIBILITÉ PHYSIQUE DU SUCCÈS DE CETTE OPÉRATION,

Prononcé par le docteur Sacombe, Médecin-Accoucheur, le 9 pluviôse de l'an 5, à la Société libre des sciences, belles-lettres et arts de Paris, séante au Louvre.

Citoyens collègues,

Si j'avois toutes les vérités dans la main, a dit quelque part l'aimable Fontenelle, *je ne l'ouvrirois pas pour les manifester aux hommes.*

J'aime à me persuader, pour l'honneur de Fontenelle, que lorsqu'il tint ce propos, plus digne d'un courtisan que d'un philosophe, il se trouvoit au milieu d'un cercle d'êtres légers et frivoles, et non au sein de ces académies composées de savans dignes d'entendre et d'accueillir la vérité.

A l'exemple de Fontenelle, je croirois, sans doute, prostituer cette fille du Tems et de la Raison, que d'aller l'exposer toute nue aux regards impudiques de certains individus toujours prêts à la violer, toujours intéressés à la repousser, parce que, faute de génie, la plupart d'entre eux seroient réduits à mourir de faim, s'ils n'avoient plus à vivre des erreurs que je combats.

Mais aussi, plus confiant et plus heureux que Fontenelle, je viens ouvrir à-la-fois, et ma main et mon cœur, au sein d'une société libre, dont les membres, sans passions comme sans préjugés sur la question que j'ai l'honneur de soumettre à leur sagesse, sont dignes d'apprécier une vérité, dont la manifestation intéresse à-la-fois les vrais amis des arts, de la nature et de l'humanité ; je parle *de l'impossibilité physique du succès de l'opération césarienne*, impossibilité que je vais démon-

1°. *Par la structure de la matrice, dont l'organisation ne permet point la cicatrisation d'une plaie pénétrante dans sa cavité;*

2°. *Par l'expérience et l'observation des anatomistes et des accoucheurs les plus célèbres;*

3°. *Enfin, par l'ignorance et l'imposture des charlatans, qui, de siècle en siècle, ont forgé des observations pour accréditer et propager une opération dont tous les sophismes de l'art ne sauroient justifier la barbarie.*

L'opération-césarienne consiste à faire une double incision de six à huit pouces, l'une au bas-ventre, et l'autre à la matrice d'une femme enceinte, pour extraire de ce viscère les corps étrangers renfermés dans sa cavité.

L'opération - césarienne pratiquée sur une femme enceinte, morte, soit durant le *travail* de l'enfantement, soit de mort violente dans les derniers mois de sa grossesse, est sans doute un acte d'humanité commandé par la raison, et sanctionné par la nature, afin de conserver, s'il est possible, la vie à un enfant qui, sans ce moyen, trouveroit nécessairement son tombeau dans le sein maternel.

Mais l'opération-césarienne, pratiquée sur une femme vivante et enceinte, sous prétexte que l'*étroitesse* du bassin de la mère, ou la *monstruosité* de la tête de l'enfant, opposent un obstacle invincible à l'expulsion de cet enfant par la voie naturelle ; cette opération, dis-je, est un acte d'inhumanité qui entraîne toujours la mort du sujet, et qui, conséquemment, n'a pu être tentée que par l'ignorance, consacrée que par le charlatanisme, et propagée d'âge en âge que par l'esprit de système.

L'opération-césarienne, pratiquée sur le cadavre d'une femme enceinte, remonte à une époque si reculée, que son origine s'est perdue dans la nuit des tems ; mais, au défaut de l'histoire, la raison nous apprend que l'amour paternel dût en réclamer l'usage la première fois qu'il conçut le doux espoir d'arracher des bras de la mort une innocente créature, qui, par un bienfait de l'art, pouvoit survivre à sa malheureuse mère.

On appela *caesares* ou *caesones* les enfans extraits ainsi du sein de leur mère après la mort *à caeso matris utero*. Peu nous importe, après cela, de savoir si César, Manlius-Torquatus et Scipion l'Africain, ont dû le jour à l'opération-césarienne. Pline, qui prend l'étymologie du mot César, *à caeso matris utero*, Pline est évidemment en contradiction

avec lui-même , puisqu'il dit ailleurs , tantôt que les Romains ont été six cents ans
sans médecins ni chirurgiens. *Millia gentium
sine medicis degunt , nec tamen sine medi-
cinâ , sicut populus romanus ultrà sexente-
simum annum* (1); tantôt que le peuple romain protégea les arts , et sur-tout la médecine. *Populus romanus , neque in accipien-
dis artibus lentus , medicinae verò etiam
avidus* (2); tantôt, que durant la peste qui
affligea Rome , l'an 300 de sa fondation , les
médecins ne pouvoient suffire à la quantité
des malades. *Nec medicis in tantâ aegrotan-
tium multitudine sufficientibus* (3). On sait ,
d'ailleurs , qu'Aurélie , mère de César , prit
un très-grand soin de l'éducation de son fils ,
et qu'elle mourut pendant qu'il faisoit la
guerre aux Gaulois.

Mais *Aurélie n'a t-elle pas pu survivre à
l'opération-césarienne ?* dit Simon (4), d'un
ton de bonhomie qui en imposeroit , si
Bayle (5) ne qualifioit cette assertion de
Pline , de mensonge déja réfuté avant lui

---

(1) *Hist. Nat. lib.* 29.
(2) *Lib. eod.* 29.
(3) *Lib.* 10.
(4) Mém. de l'acad. de chirurgie, tom. I. 1743.
(5) Dict. mot *César*, dern. édit.

A 4

par Zonaras (1). D'ailleurs, tout homme judicieux pense bien qu'il n'en coûtoit pas plus à l'historien romain de pourfendre l'abdomen d'Aurélie pour en retirer César, que de fendre les rochers avec du vinaigre pour frayer un passage aux troupes d'Annibal. Ne seroit-il pas plus raisonnable de penser que l'opération-césarienne a tiré son nom, ou de la partie de l'abdomen qu'on incise, *incisio abdominis ad caesariem*, incision faite à l'abdomen jusqu'à la partie chevelue, tel est mon sentiment; ou, si l'on veut, *à caeso matris utero*, de l'incision faite à la matrice, suivant l'opinion de Pline.

L'origine de l'opération-césarienne pratiquée, dit-on, avec succès sur la femme vivante, n'est ni si noble ni si ancienne que celle qui, de tems immémorial, fut pratiquée par un sentiment d'humanité sur le cadavre d'une femme enceinte. En effet, ses plus zélés partisans s'accordent à dire, sur la foi de Bauhin (2), que Jacques Nupherus, châtreur de cochons, du village de Siergershensen, paroisse d'Authuville, mandement de Gortliebane, en Turgowie, petit pays sujet des

____

(1) Bayle, au mot *César*.
(2) *Gaspari Bauhini, appendix ad Rosseium.*

cantons suisses, situé entre Zurich et Constance, la pratiqua le premier sur son épouse, Élisabeth Alespachin, l'an 1500.

Quoique l'opération-césarienne, pratiquée sur la femme enceinte vivante, fut digne de devoir son origine à un châtreur de cochons, cependant la vérité exige que je nie le fait, me réservant de vous prouver bientôt par qui et pourquoi cette fable ridicule a été imaginée.

Cependant, hâtons-nous de prouver *l'impossibilité physique du succès de l'opération-césarienne, 1°. par la structure de la matrice, dont l'organisation ne permet point la cicatrisation d'une plaie pénétrante dans sa cavité.*

PREMIÈRE PARTIE.

Vous n'exigerez pas sans doute, citoyens collègues, que le scalpel à la main, je vous guide en ce moment, pas à pas, dans le tortueux labyrinthe du sanctuaire de la nature. En effet, ce n'est point par une simple démonstration, mais par l'analyse de tous les faits anatomiques incontestables, que j'ai dû me flatter de l'espoir de vous convaincre de l'impossibilité physique de la cicatrisation d'une plaie pénétrante dans la cavité de la matrice.

Figurez-vous donc un viscère, qui, chez une jeune fille vierge, parvenue à l'âge de puberté, peut à peine contenir une olive de grosseur médiocre, tandis que ce même viscère, parvenu au plus haut point d'expension au dernier terme de la grossesse, renferme à-la-fois un enfant du poids de dix à quatorze livres, un *placenta* de seize à dix-huit onces, enfin, un amas d'*eaux* plus ou moins considérable, et faites-vous après cela, s'il est possible, une juste idée de la structure admirable de la matrice, dont le tissu merveilleux échappe à l'œil de l'observateur le plus exercé, qui ne peut découvrir l'entrelacement de ses fibres que dans l'état de grossesse, ou chez les femmes qui ont eu des enfans.

L'observation anatomique de la matrice offre à l'œil du physicien, 1º. un réseau merveilleux de fibres charnues, circulaires, transversales, obliques, longitudinales, et dont la direction varie à l'infini; 2º. des vaisseaux artériels, veineux et lymphatiques; 3º. enfin, des nerfs.

C'est de l'entrelacement de toutes les fibres charnues, et de leur contraction simultanée du fond de la matrice vers son orifice , que résulte la force éminemment expultrice de ce viscère , sans laquelle il seroit physiquement impossible qu'il se débarrassât des corps étrangers renfermés dans sa cavité.

Les vaisseaux artériels et veineux , ainsi que les vaisseaux lymphatiques , observés par Morgani , Bartholin et Winslow , font mille circonvolutions dans la substance de la matrice , afin que lorsqu'elle vient à se dilater ses vaisseaux puissent s'allonger presque sans effort et sans distraction violente.

Outre les artères , les veines et les vaisseaux lymphatiques , on trouve une autre espèce de vaisseaux sanguins dans la substance de la matrice , qu'on nomme *sinus - utérins*. Des artères très-déliées viennent s'y terminer , et des veines assez grosses paroissent en prendre naissance. Ces *sinus* s'ouvrent dans la cavité même de la matrice par autant d'orifices assez remarquables , dans le tems des *règles* sur-tout , et plus remarquables encore après l'accouchement ; car on en trouve alors de très-larges à l'endroit où étoit attaché le *placenta*. Ces *sinus* sont en plus grand nombre vers le fond de la matrice que par-tout ailleurs. Au dernier terme de la grossesse ils deviennent si grands , qu'ils recevroient l'extrêmité du pouce, et les canaux qui en partent sont assez dilatés pour qu'on puisse y introduire le bout du petit doigt.

Il n'eut pas fallu, sans doute, un si grand nombre d'artères, de veines et de vaisseaux lymphatiques pour la nourriture de la matrice, si la nature, qui destinoit cet organe à renfermer le dépôt sacré de la génération, n'en eut fait le réservoir commun du sang et des humeurs qui sont la matière première de la nutrition du fœtus, et c'est cette surabondance de sang qui s'écoule périodiquement chez le sexe, sous le nom de *règles* ou *mois*.

Enfin, la matrice reçoit des milliers de fibrilles nerveuses, qui sont autant d'expensions des plexus rénaux, du mésentérique inférieur, du grand nerf intercostal, de la troisième et de la quatrième paires sacrées qui communiquent avec le grand nerf sympathique, et enfin de la cinquième paire sacrée.

Tous ces nerfs rendent la matrice d'une extrême sensibilité, et la font sympatiser avec toutes les autres parties du corps, ensorte que la santé chez les femmes tient essentiellement à l'état physiologique de ce viscère, tandis que le moindre dérangement dans l'exercice de ses fonctions est presque toujours la cause première de toutes leurs affections. *Sexentarum aerumnarum in mulieribus causa uterus* (1). « La matrice, a dit l'o- » racle de Cos, est chez les femmes la cause » d'un nombre infini de maladies. » Aussi la première éruption des règles à l'âge de puberté, et la suppression totale de l'évacuation périodique de 45 à 50 ans, constituent-elles chez le sexe les deux époques les plus critiques de sa vie. Je dirai plus, d'après l'observation et l'expérience, le médecin qui, appelé auprès d'une femme malade, ne jette pas moralement ses premiers regards sur ce principal organe de la génération, ou commettra des fautes graves en pratique, ou ne devra ses succès qu'au hasard, ou au seul bienfait de la nature, dont son inexpérience n'aura pu triompher.

Cependant, c'est à travers les parois de ce viscère, chef-d'œuvre de la nature, que l'audace et la crédulité, filles de l'ignorance, voudroient nous faire accroire qu'elles ont promené ou vu promener impunément le couteau césarien, dans un trajet de six à huit pouces, et qu'elles en ont extrait, ou vu extraire avec succès, un enfant et *le placenta.*

_____

(1) *Hipp. ad Democritem.*

Avant de vous fournir la preuve matérielle d'une imposture aussi grossière, je dois vous donner une idée des désordres commis dans la matrice par cette effrayante solution de continuité.

Des milliers de fibres charnues ont été coupées, et leur réunion est impossible, 1°. parce que leur section ayant été opérée à l'époque de la plus grande expension de la matrice, chaque portion de fibre coupée, en changeant de figure, doit nécessairement changer de direction; ensorte que les deux portions d'une fibre circulaire, par exemple, abandonnées à elles-mêmes, forment, l'une, une ligne droite, l'autre une ligne courbe, et s'écartent plus ou moins l'une de l'autre, suivant leur degré d'élasticité naturelle; 2°. parce que, à raison de la force expultrice inhérente à la matrice, et à la faveur de laquelle les fibres de ce viscère tendent sans cesse à se débarrasser des corps étrangers renfermés dans sa cavité, les deux lèvres de la plaie doivent s'écarter l'une de l'autre à mesure que les fibres restées dans toute leur intégrité veulent agir sur les fluides épanchés dans la cavité de la matrice après l'opération.

Des milliers de vaisseaux sanguins et lym-

phatiques ont été coupés, de là des épanchemens et une hémorragie dont il est physiquement impossible d'arrêter le cours, puisqu'il est démontré que l'hémorragie utérine
ne tient qu'à l'inertie actuelle de la matrice
qui, seule, peut la faire cesser en se contrac-
tant efficacement sur les orifices béans des
vaisseaux sanguins. D'ailleurs, quand il res-
teroit assez de vie à ce viscère pour se con-
tracter, les fluides stagnans dans sa cavité
s'échapperoient toujours par la plaie, qui
leur opposeroit moins de résistance que l'orifice; de là des épanchemens continuels de
sang et de sérosités dans la capacité de l'abdomen, l'inflammation, les convulsions, le
délire et la mort.

Enfin, des milliers de nerfs ont été coupés,
de là une irritation nerveuse, plus aisée à
imaginer qu'à décrire, laquelle se propageant
sympathiquement dans tout le système, livre
la patiente à des angoisses d'autant plus vives,
à des tourmens d'autant plus cruels, que la
nature l'avoit douée d'une plus grande somme
de forces physiques.

Quant à la gastrotomie ou section faite au
ventre, quoique cette opération n'entraîne
pas toujours la mort du sujet, le cas de
grossesse excepté, on me permettra de dire

que cette horrible éventration, durant le travail de l'enfantement, feroit seule douter du succès de l'opération-césarienne, si celle-ci n'étoit pas toujours mortelle.

A ces raisons fondées sur l'expérience et l'observation anatomique, opposons la théorie de Rousset, le premier qui ait publié un ouvrage (1) sur l'opération-césarienne, et dont les sectateurs n'ont été que les échos. Ce traité de l'enfantement césarien est divisé en six sections.

La première renferme des histoires à la faveur desquelles l'auteur s'efforce de prouver l'utilité et la nécessité de l'opération-césarienne. De ces histoires, quatre sont, dit-il, *du récit de gens fidèles*, et six sont qualifiées *histoires oculaires*. Je rapporterai, dans la troisième partie de ce discours, et ces dix histoires renfermées dans l'édition françoise de 1581, et les cinq exemples ajoutés dans la seconde édition latine de 1590 (2).

Dans la seconde section Rousset passe en revue les parties qu'on doit inciser pour pratiquer l'opération-césarienne, et aucune d'elles ne lui paroît d'une importance assez

______

(1) L'hystérotomotokie, ou traité de l'enfantement césarien. Paris, 1581.

(2) *Cæsarei partûs, assertio historiologica. Parisi.* 1590.

grande

grande pour justifier, à ses yeux, les craintes qu'inspire la pratique de cette opération à quelques hommes, qu'il qualifie d'*êtres pusillanimes*.

1°. « En premier lieu, dit Rousset, il ap- « paroît que les muscles de l'épigastre se « peuvent, sans danger de mort, inciser. » Le fait en général est vrai. La gastrotomie n'est pas toujours mortelle. Mais, dans le cas de l'opération-césarienne, dans les circonstances orageuses où on la pratique, sa complication avec une ouverture de six à huit pouces aux parois d'un viscère qui, durant la couche, a des fonctions si importantes à remplir, l'épanchement du sang, du pus et des lochies dans la cavité de l'abdomen, en un mot, tant d'accidens réunis ne rendent-ils pas toujours mortelle, pour la femme enceinte, la gastrotomie, quoique cette opération ne soit pas toujours funeste de sa nature?

Quant à la grandeur de la plaie faite aux muscles de l'épigastre, « il y a réponse, dit « le consolant Rousset, que, soudain après « l'enfant tiré, elle se raccourcit jusques à « moins de quatre ou cinq doigts. » A l'entendre, on n'auroit presque pas besoin de faire des points de suture pour réunir les lèvres de la plaie. Mais en supposant, ce qui

est faux , que la plaie abdominale se raccourcit spontanément , la solution de continuité
n'en auroit pas moins été de six à huit pouces , sans parler des tiraillemens , des déchi-
remens occasionnés par l'extraction de l'enfant , et cette contraction naturelle des parties ne rendroit les accidens ni moins fré-
quens ni moins funestes.

2°. L'hémorragie qui peut survenir en pratiquant la gastrotomie ne l'épouvante pas plus
que l'opération même , et que la largeur de
la plaie. A son ton d'assurance , on croiroit
qu'il possède un moyen efficace de prévenir
les accidens, ou du moins d'y remédier lorsqu'il n'a pu les prévoir ; point du tout , il
renvoie à Paul Æginette pour arrêter le sang.
« Mais bien qu'il ne peut sortir en abondan-
« ce , dit-il , à cela peut-on aussi bien remé-
« dier par restreintifs que Paul Æginette
« fait , etc. ; »

3°. « On m'objectera peut-être , pour me
« contrarier, ajoute Rousset, ce que dit Hipp.
« aphor. 20 du livre 6 , que le pus coulera
« dans la cavité du ventre , et, que se cor-
« rompant là , il infectera les entrailles , y
« faisant maints fâcheux symptômes. A quoi
« il y a réponse que cela ne peut être, parce
« que cette cavité n'est capable que pour y

« tenir les entrailles. » Ainsi, les profondes connoissances de Rousset, en chirurgie, vont jusqu'à nier l'impossibilité d'un dépôt, d'après ce principe trivial, *que lorsqu'un sac est plein, on ne sauroit y faire entrer autre chose.* Les intestins et les autres viscères remplissent la capacité de l'abdomen, donc une matière purulente ne sauroit y trouver place, donc il ne peut y avoir aucun danger pour la malade. Quand une pareille théorie est confirmée par l'expérience, il fautconvenir qu'on ne sait rien, et que Rousset est un grand homme.

4°. « Quant au péritoine, les mêmes au-« torités de Galen, avec celles de Celse et « Æginette, écrivant de ladite gastroraphie, « montrent assez qu'il se peut inciser sans « mort, puisqu'ils enseignent la curation « d'icelui incisé. » Galien, Celse et Paul d'Egine ont dit, avec raison, qu'une blessure au péritoine peut n'être pas mortelle, mais ils n'ont pas dit qu'une ouverture de six à huit pouces au péritoine et à la matrice d'une femme en *travail* d'enfant, fût susceptible de guérison. C'est donc mal-à-propos que Rousset s'etaye d'autorités aussi respectables, mais qui ne prouvent rien en faveur de son opinion.

5°. Il n'est pas de chirurgien de village qui ignore que dans les grandes opérations l'irritation nerveuse est très considérable, et qu'une femme opérée, qui a perdu beaucoup de sang, est toujours très-près de l'état convulsif ; que dis-je, il n'est pas de boucher qui ne sache, par expérience, qu'un animal qu'on égorge entre en convulsions aux approches de la mort. Rousset pense, au contraire, que ni le péritoine ni la matrice ne sont assez sensibles pour causer la plus légère inquiétude ; il faut l'entendre lui-même pour se persuader qu'on puisse déraisonner de la sorte : « Or, n'est pas à craindre de « spasme en la section du péritoine pour être « cette partie membraneuse, voire aucune- « ment nerveuse et sensile.... Le spasme de « la matrice n'est point à craindre ; le peu « ou point de douleur que ressentent les cé- « sariennes en ce lieu quand on les y coupe, « nous apprend que cette partie est, ou in- « sensile ou de sentiment obscur..... »

Rousset ajoute plus loin (1) : « On allègue « pour la matrice, à l'encontre de notre as- « sertion, le triste effet de douleur qui sem- « ble à plusieurs ne pouvoir être que très-

---

(1) Page 159.

« grande ; à quoi y a réponse comme ci-de-
« vant, qu'il n'y a pas nerf en icelle qui soit
« fort notable, et semble le nerf qui y vient
« servir plus à l'enfant qu'à la mère ; à cause
« de quoi la matrice se dilate et accourcit
« plus ou moins, selon qu'il est besoin, sans
« molester la mère si cela se fait naturelle-
« ment, mais si c'est pour cause contre na-
« ture, l'offense se ressent plus aux autres
« parties du corps qu'en icelle matrice......
« Mais, dira quelqu'un, encore y sent-on
« douleur manifestement, comme ès inflam-
« mations, érysipèles, etc. ; à quoi je réponds
« que c'est la bouche et appendices d'icelle
« qui sont à douleur ou à volupté fort prompts
« et sensiles, auxquelles parties nous ne
« touchons pas en notre section césarienne. »

Au dire de Rousset la matrice n'a qu'un
nerf, et ce nerf sert plus à l'enfant qu'à la
mère. La matrice, à son avis, est insensible
dans l'état naturel, ainsi les douleurs de l'enfantement constituent un état contre nature ;
mais, selon lui, la cause contre nature *offense plus les autres parties du corps que la
matrice.* Les douleurs de l'enfantement ré-
sident donc ailleurs que dans la matrice ?
Peut-être le siége de ces douleurs est *à la
bouche et aux appendices d'icelle.* Comment

une pareille doctrine a-t-elle pu se soutenir durant près de trois siècles ?

6°. « Pour l'accident de hernie je réponds « qu'elle est évitable, si la gastroraphie bien « faite se remet en usage par la diligence des « chirurgiens de bon esprit. » Avec quelle sagacité son génie applanit les difficultés ; mais nous voici à la section de la matrice.

7°. « Quant au corps matrical, tierce par- « tie à inciser, si on fait ici (comme aupa- « ravant) instance sur ce que la plaie ne « peut être que bien grande, et conséquem- « ment périlleuse, y étant passé librement « un tel corps, je dis (comme devant) qu'elle « se retire soudain après l'enfantement, ce « qu'elle fait encore plus que l'abdomen. » Ce seroit perdre son tems que de s'amuser à réfuter une pareille théorie. Je n'ai rien à ajouter à ce que j'ai dit pour démontrer l'impossibilité physique de la cicatrisation des deux lèvres de la plaie faite à la matrice par l'opération-césarienne.

8°. « L'hémorragie utérine, dit à ce sujet « Rousset, n'est pas grande au récit des chirur- « giens, le témoignage desquels est conforme « à raison, étant à présumer que l'enfant jà « grand en doit avoir consommé beaucoup. » Nous pensions que la surabondance du sang qui coule périodiquement chez le sexe, sous le nom de *règles*, étoit seule destinée par la nature, à servir de matière première à la nutrition de l'enfant renfermé dans le sein maternel. Point du tout, Rousset présume que l'enfant doit en avoir consommé une grande partie, et, sur une simple présomption, il affirme que l'hémorragie utérine n'est pas grande. Pour moi j'affirme, d'après l'expérience et l'observation que les femmes de ce siècle ont plus d'un nerf à la matrice, et une plus grande quantité de sang dans les vaisseaux de ce viscère que n'en avoient apparemment les femmes du seizième siècle ; ce qui est d'autant plus probable qu'au dix-septième siècle le cœur étoit encore du côté droit (1), au rapport de Sganarelle.

Dans la troisième section de son ouvrage, Rousset confirme, par autant d'histoires, la savante théorie exposée dans la section précédente, c'est-à-dire, qu'on a incisé impunément les muscles de l'épigastre, le péritoine et la matrice.

Enfin la quatrième, la cinquième et la sixième section ne sont que des recueils de

______

(1) Voyez la comédie de Molière, intitulée : *Le Médecin malgré lui*.

fables, plus ridicules les unes que les autres, à la faveur desquelles l'auteur cherche à persuader aux lecteurs crédules, 1°. que la section de la vessie des calculaires est une opération plus périlleuse que l'opération - césarienne ; 2°. qu'on a lié, coupé, extirpé la matrice à des femmes qui ont survécu à cette section et amputation, etc.

Cependant Rousset, prévoyant bien qu'il n'aura pas le don de persuader (tant de choses émerveillables) à la majorité de ses lecteurs, renvoie les incrédules à l'école des châtreurs. « Or, si quelque esprit de contradiction, « dit-il, ou ennemi juré de la vérité, est si « hors des gonds qu'il ne veuille rien croire « de tous ces narrés, par opiniâtreté, n'y aussi « y aller voir (je prouverai bientôt que ceux « qui ont été voir n'ont rien vu) par belle « paresse qui est en lui, ni acquiesser à la « force des argumens ci-dessus proposés, je « lui confronterai les beaux châtreux en « barbe, qui me serviront contre lui d'avo- « cats sous l'orme, et à lui de *magistrorum* « *de villagio*, suffisans à le faire *victus* sans « réplique. Les grands docteurs en cette fa- « culté coupent la matrice en bonne partie, « ou toute. »

Je ne nie point le fait d'amputation de

matrice chez les animaux, je dirai même à ce sujet ce qu'Ambroise Paré disoit à propos de la première opération - césarienne, dont les partisans de Rousset publioient le prétendu succès : « Tant de gens d'honneur et « dignes de foi me l'ont assuré, que je ne veux « ni ose les mécroire. » Mais quel avantage prétendroit-on tirer du succès de la section partielle ou totale d'une matrice de vache, par exemple, en faveur de la section césarienne pratiquée sus la femme vivante ? La différence essentielle dans l'organisation des parties génitales internes de ces deux êtres permet-elle d'établir, même physiquement, une analogie propre à nous rassurer sur les dangers de cette sanglante opération ? Non sans doute, et cette différence est telle que l'avantage est en entier, sur ce point, en faveur des femelles des animaux ; ensorte que l'amputation totale d'une matrice, chez la brute femelle (en admettant la possibilité du succès), paroît entraîner moins de dangers qu'une simple plaie pénétrante dans la cavité de la matrice d'une femme enceinte. En effet, l'étude de la zoognnologie ou anatomie comparée, nous apprend que la matrice des femelles des animaux est infiniment moins nerveuse, moins vasculeuse, et d'une structure relativement moins admirable que ne l'est celle des femmes.

Et certes, dans la jument, la vache et la truie, l'artère honteuse interne ne fournit qu'une seule ramification au tissu spongieux de la matrice.

L'artère utérine seule se distribue dans le corps de ce viscère, encore fournit-elle quelques rameaux aux ovaires, aux ligamens larges et au vagin.

De plus, les artères et les veines de la matrice de ces femelles quadrupèdes sont destituées de valvules, ensorte qu'en soufflant dans l'une l'air s'introduit dans toutes les autres, ce qui en prouve l'entière anastomose; ensorte qu'aux premières contractions de ce viscère le sang en doit être expulsé; de là vient que les femelles des animaux quadrupèdes, si l'on en excepte les guenons d'une ou de deux espèces, n'ont ni *règles* ni lochies.

Enfin, la matrice des femelles est en partie membraneuse et blanchâtre avant et après la gestation, tandis qu'elle est d'un rouge brun lorsqu'elles sont pleines.

Quant aux nerfs, la matrice de ces femelles n'en reçoit que de la grande paire intercostale, au moyen du plexus abdominal, tandis que les nerfs sacrés, le plexus abdominal et quelques filets du nerf crural de chaque côté s'épanouissent à l'entrée de la vulve et dans l'étendue du vagin, pour rendre seulement la sensation du coït plus agréable ; et ce qui doit faire présumer que tel a été le vœu de la nature, c'est que les nerfs du vagin et des parties génitales externes de ces femelles se terminent par des houpes nerveuses très-fines, et qui ne sont revêtues que d'une membrane externe délicate.

Je terminerai, citoyens collègues, cette partie de mon discours par une réflexion que je soumets à votre sagesse.

Pourquoi les partisans de l'opération-césarienne, qui se prévalent en faveur de leur système de l'amputation de matrice ou de condilomes, faite impunément chez quelques femelles d'animaux, ne nous ont-ils pas donné le résultat de leurs expériences sur l'opération-césarienne pratiquée durant la gestation de ces mêmes femelles, afin qu'on pût juger par analogie des degrés de probabilité du succès de cette même opération sur la femme vivante ? Si de dix truies, par exemple, opérées de la sorte, on en eût sauvé neuf, alors, malgré la différence d'organisation, on eût pu raisonnablement se flatter de pratiquer l'opération-césarienne sur la femme enceinte et vivante avec quelque espoir de succès.

Pourquoi donc ces expériences, commandées par l'humanité, n'ont-elles point été faites par ceux même qui avoient tant d'intérêt à s'en prévaloir ? J'ai lieu de présumer qu'elles ont été tentées, mais que le succès n'ayant pas répondu à leurs desirs, ils ont mieux aimé garder le silence que d'en imposer sur un fait qu'il étoit trop aisé de vérifier.

En un mot, quoiqu'en dise Rousset, je suis fondé à croire, d'après la structure et les usages de la matrice de la femme, qu'une plaie pénétrante dans la cavité de ce viscère est toujours incurable, et c'est ce que je vais prouver *par l'expérience et par l'observation des anatomistes et des accoucheurs les plus célèbres*

SECONDE PARTIE.

On a dit, avec raison, que les rois naissent pour le bonheur ou le malheur des peuples (1). En effet, ces dieux de la terre ont une telle

---

(1) *Ecce positus est hic in ruinam aut in resurrectionem multorum in Israël.* Luc. II, 34.

influence sur l'esprit du vulgaire, composé
des quatre-vingt-dix-neuf centièmes des humains, que leur exemple, bon ou mauvais,
trouve toujours d'innombrables imitateurs.

Si le premier exemple de l'opération-césarienne pratiquée sur une femme enceinte et
vivante eût été donné par un homme ordi-
naire, on eut qualifié cet attentat de folie ou
de férocité, et son exemple eût été peu funeste au genre-humain ; mais un roi la com-
mande, un roi féroce en ordonne le premier
essai sur son épouse enceinte et vivante, dès-
lors, consacré par l'histoire, cet exemple a
dû se propager et coûter des milliers de victimes à l'univers.

Henri VIII, roi d'Angleterre, devenu amou-
reux d'Anne de Boulen, l'épousa le 14 no-
vembre 1532, et le 23 mai 1533, il fit prononcer, par Thomas Crammer, archevêque
de Cantorbéri, la dissolution de son mariage
avec Catherine d'Arragon. Cependant, convaincu de l'infidélité d'Anne de Boulen,
Henri VIII lui fit trancher la tête, et épousa
Jeanne de Seimour. Cette jeune princesse,
d'une rare beauté, enceinte, et au dernier
terme de sa grossesse, éprouvoit les douleurs
de l'enfantement, lorsque son barbare époux,
qui attendoit avec impatience cette occasion

favorable pour briser les nœuds de l'hymenée,
mande les chirurgiens, et leur ordonne de
déclarer s'il est possible de sauver l'enfant en
éventrant la mère. Sur leur réponse positive,
le roi leur ordonne l'exécution de l'arrêt porté
contre sa malheureuse épouse. *Quo audito*,
dit l'historien (1), *nullâ adhibitâ morâ, ma-*
nus operi adhiberi rex jussit, caesoque ex-
templò infelicis matris utero, puer eductus
est qui Edouardus sextus postea dictus est
et decimum sextum annum aetatis superavit.
Mater verò frustra adhibitis omnibus medi-
cis chirurgicisque auxiliis, secundo a vulnere
inflicto die interiit. « A ces mots, et sur-le-
« champ, le roi fit mettre la main à l'œuvre;
« on ouvrit le sein de cette mère infortunée,
« on en retira l'enfant qui, depuis, porta le
« nom d'Edouard VI, et mourut à seize ans
« révolus. Quant à la mère, malgré tous les
« secours de la médecine et de la chirurgie,
« elle ne survécut que deux jours à l'opéra-
« tion. »

Après la mort de Jeanne de Seimour,
Henri VIII épousa Anne de Clèves, qu'il
répudia peu de tems après l'an 1540, et prit

---

(1) *Jacobi Marchant, in franc. Rosseti apologiam, decla-*
matio, fol. 17.

en cinquièmes noces , Catherine Howard ,
nièce du duc de Nortforck ; mais ne l'ayant
pas trouvée vierge , il lui fit couper la tête ,
et épousa , l'an 1542 , une veuve nommée
Parré , qui eut le bonheur de lui survivre. On
dit qu'elle n'eut pas échappé , non plus que
les autres , à la cruauté de son époux , qui
avoit résolu de lui faire faire son procès
comme à une hérétique.

* D'après le caractère bien prononcé de
Henri VIII , il est évident que l'opération-cé-
rienne , pratiquée par son ordre sur Jeanne
de Seimour , ne fut qu'un rafinement de
cruauté , et un moyen aussi perfide qu'atroce
de se débarrasser d'une femme qu'il n'aimoit
plus , sans que le vulgaire pût lui reprocher
d'être l'auteur de sa mort.

Époux infidèles , qui brûlez de former de
nouveaux nœuds , mais qui , trop fanatiques
pour donner le scandale du divorce , ou trop
pusillanimes pour risquer un assassinat, vou-
driez à-la-fois usurper l'estime de vos concitoyens, et vous soustraire au glaive des loix ,
que Henri VIII soit votre modèle ; appelez des
chirurgiens , que dis-je , un seul vous suffit ;
montrez-lui seulement les flancs de votre
épouse en proie aux douleurs de l'enfantement. Vos vœux seront exaucés ; mais ne

soyez point ingrats, et, pour prix d'un si doux veuvage, publiez en tous lieux, pour l'honneur de la chirurgie françoise, que vous devez le doux titre de père au bienfait de l'opération-césarienne.

Peu d'années après la mort de l'infortunée reine d'Angleterre, François Rousset, natif de Pithiviers en Beauce, séduit par l'exemple imposant d'un roi, son contemporain, à qui il supposoit quelques sentimens d'humanité, ne douta pas un moment de la possibilité du succès de l'opération-césarienne, parce qu'il n'avoit, à cette époque, aucune notion d'anatomie, ni aucun principe de chirurgie.

La tête remplie de sa chimère, François Rousset fit part de ses premiers rêves sur le bien de l'humanité à Ambroise Paré, le restaurateur de la chirurgie. Paré, trop éclairé pour ne pas pressentir, d'après la structure de la matrice, l'impossibilité du succès d'une telle opération, l'engagea sans doute à renoncer à l'exécution de ce projet; c'est du moins ce que donne lieu de penser le début de l'*avis au lecteur*, placé en tête de l'ouvrage de Rousset, publié en françois en 1581, et dont voici le texte : « Je n'avois entrepris, « ami lecteur, au commencement, que de « mettre en écrit une simple histoire et quel-

« ques

« ques petites disputes que monsieur Paré et
« moi avions par ci-devant amiablement eues
« ensemble sur l'enfantement que je lui bap-
« tisois lors, du nom de Césarien, etc. »

Rousset ne trouvant point dans Ambroise
Paré un homme capable d'accréditer une erreur aussi funeste, prit le parti d'associer à
la gloire de son entreprise un médecin dont
le savoir et l'imposture remplissoient double-
ment ses vues ambitieuses ; je parle de Gas-
pard Bauhin, médecin de Bâle.

Ainsi, de nos jours et sous nos yeux, Mes-
mer se jouant de la crédulité des habitans de
la bonne ville de Paris, associa aux profits
de son baquet magique le docteur Délon,
médecin de la faculté de Paris. Ainsi, de nos
jours et sous nos yeux, Sigault, pour se
venger de la chirurgie, associa à l'honneur
de sa découverte un médecin plein de génie (1),
mais trop jeune alors pour se douter d'un
stratagême.

Cependant, par quelle fatalité l'opération-
césarienne a-t-elle encore des partisans, quand
le magnétisme et l'opération de la symphise
du pubis n'ont pu survivre à leurs auteurs?

____

(1) Le docteur Alphonse Leroy, professeur de l'école de santé
de Paris.

Je l'ai déja dit, et je le répète, c'est que les noms imposans de César et d'Henri VIII ont donné, d'âge en âge, une telle impulsion à ce fléau destructeur, que la sagesse du gouvernement pourra seule désormais en arrêter le cours.

Rousset et Bauhin, unis d'intérêt, stimulèrent à l'envi les chirurgiens et les barbiers de village ; et c'est pour les encourager sans doute à pratiquer cette sanglante opération, que Bauhin forgea la fable du châtreur de cochons, fable que je rapporterai bientôt, qui n'exista jamais que dans son imagination, histoire dont il fait prudemment remonter l'époque à l'année 1500, tandis qu'il en place le héros au sein des rochers helvétiques voisins de sa patrie.

Dieu sait combien de victimes humaines tombèrent sous le couteau des apôtres inexpérimentés de Rousset et de Bauhin. Cependant la renommée embouchant la trompette, ne tarda pas à publier un exemple heureux de cette opération. Mais Ambroise Paré, convaincu de l'impossibilité de ses succès, ne balance pas à la condamner avant même d'en avoir fait la triste expérience. Voici le jugement qu'en porte cet homme dont le génie honora son siècle ; Paré, qui fut tour-à-tour premier chirurgien de Henri II, de François II, de Henri III et de Chàrles IX ; Paré, qui, quoique protestant, sauvé par son roi du massacre de la Saint-Barthelemi, entendit de la bouche même de Charles IX cet éloge flatteur, mais dicté par la vérité : *Il n'est pas à propos d'avancer la mort d'un homme qui peut conserver un monde entier.*

« Or, je m'émerveille, dit Paré (1), comme
« d'autres veulent affirmer avoir vu des fem-
« mes auxquelles, pour extraire leurs enfans,
« l'on auroit incisé le ventre, non-seulement
« une fois mais plusieurs ; car telle chose,
« pour raison, m'est impossible à croire, at-
« tendu que pour donner issue à l'enfant il
« faudroit faire une grande plaie aux muscles
« de l'épigastre, et pareillement à la matrice,
« laquelle étant imbue d'une grande quantité
« de sang, et faisant une division si grande,
« il y auroit une grande hémorragie dont la
« mort s'ensuivroit. Davantage, avoir conso-
« lidé la plaie, la cicatrice ne permettroit pas
« à la matrice de se dilater pour porter l'en-
« fant. Il y a encore d'autres accidens qui
« pourroient en advenir, et le pis est une
« mort subite à la mère ; et partant, je ne

---

(1) OEuvres d'Ambroise Paré.

« conseille jamais de faire une telle œuvre,
« où il n'y a nul espoir en parlant humai-
« nement.

« Toutefois, ajoute Paré, on m'a assuré
« qu'un nommé maître Vincent, chirurgien
« d'Héricy, près Fontainebleau, a fait cette
« périlleuse opération avec heureuse issue.
« La femme qu'on dit avoir été incisée, et
« ledit maître Vincent, sont encore aujour-
« d'hui vivans. Tant de gens d'honneur et
« dignes de foi me l'ont assuré, jusques même
« à me dire avoir vu faire l'opération et ex-
« traire l'enfant, que je ne veux ni ose les
« mécroire ; mais cela étant, j'ose bien dire
« que c'est un vrai miracle de nature. »

Il résulte évidemment du passage que nous
venons de citer, qu'Ambroise Paré condamne
l'opération-césarienne, mais que ne l'ayant
encore ni pratiquée ni vu pratiquer par des
hommes dignes de sa confiance, il n'ose nier
un fait que des personnes honnêtes, mais
trompées sans doute par Rousset ou ses agens,
lui affirment être vrai.

Ce qui doit faire naître des doutes sur le
succès de l'opération dont parle Ambroise
Paré, c'est que Schenckius (1), qui rapporte

______

(1) *Observat. med. Friburg.* 1647.

la même observation dans un détail plus cir-
constancié, dit que le chirurgien qui opéra
n'étoit point d'Héricy, mais de Nemours ; que
l'opération fut faite en 1542, et que la femme
opérée, Nicole Béranger, accoucha deux ans
après d'une fille par les voies naturelles.

Voilà donc deux versions sur un même fait,
passé trente-neuf ans avant l'impression des
œuvres de Paré, publiées peu de tems avant
l'ouvrage de Rousset, imprimé en 1581.

Cependant Ambroise Paré, Guillemeau,
Brunet, Viart, Charbonnet et plusieurs autres chirurgiens célèbres, se déterminèrent à
regret à pratiquer eux-mêmes cette sanglante
opération.

Guillemeau, chirurgien du roi et célèbre
accoucheur à Paris, après avoir parlé de
l'opération-césarienne pratiquée sur le cadavre, s'exprime en ces termes (1) :

« Aucuns tiennent que cette section-césa-
« rienne se peut et doit pratiquer (la femme
« étant vivante) en un fàcheux accouche-
« ment ; ce que je ne puis conseiller de faire
« pour l'avoir expérimenté par deux fois en
« présence de monsieur Paré, et vu pratiquer
« à messieurs Viart, Brunet et Charbonnet,

____

(1) Traité de l'heureux accouchement, pag. 542.

« chirurgiens fort experts, et sans avoir rien
« obmis à la faire dextrement et méthodique-
« ment. Toutefois de cinq femmes auxquelles
« telle opération a été faite, il n'en est ré-
« chappé aucune. Je sais que l'on peut mettre
« en avant qu'il y en a qui ont été sauvées ;
« mais quand cela seroit arrivé, il le faut
« plutôt admirer que pratiquer soi-même.
« D'une seule arondelle on ne peut juger du
« printems, ni d'une seule expérience on ne
« peut faire une science. »

Il est bon de remarquer ici que Paré et
Guillemeau ne font mention que d'une seule
expérience du succès, celle de Nicole Béranger, tentée en 1542 par Vincent, chirurgien
de Nemours. Je suis donc fondé à croire que
l'histoire du châtreur de cochons n'est qu'une
fable imaginée par Bauhin.

Guillemeau ajoute : « Après que monsieur
« Paré nous l'eut fait expérimenter, et voyant
« que le succès en étoit malheureux, il s'est
« désisté et rétracté de cette opération, en-
« semble tout notre collége des chirurgiens-
« jurés à Paris, et la plus saine partie des
« docteurs-régens en la faculté de médecine
« de Paris, lorsque cette question fut suffi-
« samment agitée par feu monsieur Marchant,
« en ses déclamations qu'il fit lorsqu'il

« eut cet honneur de passer chirurgien à
« Paris. »

Marchant, dont parle ici Guillemeau, étoit
un jeune chirurgien de la plus grande espé-
rance, qui, indigné de voir qu'un charlatan
s'acharnât à défendre une opération meurtrière, condamnée par le collége de chirurgie
et par la faculté de médecine, d'après l'expérience des plus grands praticiens, prit la
plume et terrassa son antagoniste.

Le morceau que je vais citer (1) prouvera
mieux que je ne pourrois le faire, avec quelle
force de raison, quelle grâce de style, et sur-
tout avec quelle mâle éloquence Marchant
combat Rousset :

*Hæc-ne satis superque manifesta exem-
pla et testimonia, te à conceptâ sententiâ
poterunt revocare ? Quo te igitur vertes ?
Quod tibi perfugium aperies ? Quo te ratio-
num valle munies ? Nec enim te matris la-
crimae, ululatusque parturientis ? Non te
pueri longâ materni uteri obsidione detenti
impetus, ad tam dirum facinus patrandum
compellere possunt ? Vis Druidarum hostias,
aut mulierum hecatomben, in hujus tui cae-
saris memoriam quotannis instaurare ? Quis*

______

(1) *Jacobi Marchant*, *in franc. Rosseum declam.* 11.

chirurgicis praeceptis imbutus, tantae teme-
ritatis atque audaciae extiterit, qui violen-
tas manus parturientis lateri immiserit, cum
perdicata loca, naturae pateat exitus? Vul-
neris magnitudinem non timendam affirmas;
symptomatum violentiâ non terreris, mortem
credo (quae his tolerabilior) non perhorres-
cis? etc.

« N'est-ce donc point assez de tant de preu-
« ves, de tant de témoignages authentiques
« pour vous faire changer de sentiment? Que
« prétendez-vous faire? quelles sont vos res-
« sources? quelles raisons alléguerez - vous
« pour justifier votre conduite? Eh! quoi,
« ni les larmes d'une mère, ni les hurlemens
« d'une femme en travail, ni les élans impé-
« tueux d'un enfant qui cherche à s'affran-
« chir du sein maternel où il fut si long-tems
« renfermé, rien ne pourra vous faire renon-
« cer au barbare projet que vous avez conçu?
« Voulez-vous renouveler de nos jours les sa-
« crifices des Druides? Voulez - vous offrir
« tous les ans une hécatombe de femmes pour
« éterniser la mémoire de votre opération -
« césarienne? Quel chirurgien, versé dans
« son art, seroit assez téméraire, assez au-
« dacieux pour entr'ouvrir les flancs d'une
« femme en travail, quand la voie naturelle

« offre une issue à l'enfant ? La grandeur de
« la plaie n'est rien, dites-vous ; on ne doit
« point s'effrayer de la violence des symp-
« tômes ; et la mort, moins cruelle que vos
« tortures, la redoutez - vous ? Non, sans
« doute, etc. »

Tout autre que Rousset se fût rendu à l'é-
vidence, et eût souscrit sans peine au jugement de deux sociétés savantes, et des praticiens les plus expérimentés de son siècle.
Mais le flambeau de la vérité éblouit les sots
et ne les éclaire point. Rousset n'ayant plus
de sophismes à opposer à tant de raisons,
finit par s'exhaler en injures contre le collége
de chirurgie, et n'épargne pas même Guillemeau, qui, pour le guérir de sa rage césarienne, lui avoit écrit une lettre dans laquelle il le conjure, au nom de l'amitié, de
renoncer à la pratique d'une opération si funeste à l'humanité.

Marchant, justement indigné qu'un homme
qui n'avoit aucun droit à l'estime et à la confiance publiques, puisque, à cette époque,
Rousset n'étoit ni médecin ni chirurgien, fut
sourd à la voix de la raison, de la nature et
de l'amitié, s'érigeât en maître de l'art, pré-
tendît à l'honneur d'en reculer les limites, et
fondât sans pudeur l'édifice de sa réputation

sur la crédulité du stupide vulgaire ; Marchant, dis-je, furieux, saisit d'une main le glaive de la satyre, et de l'autre l'arme du ridicule, et dans sa seconde dissertation prononcée au collége de chirurgie, il prouva que les prétendues observations de Rousset étoient fausses ; que l'opération - césarienne est un attentat contre l'humanité, puisque cette opération livre à une mort certaine la femme qui la subit ; qu'il y a tout-à-la-fois ignorance et mauvaise foi d'assimiler ce meurtre à toute autre opération chirurgicale ; enfin, Marchant venge le collége de chirurgie par une épigramme pleine de sel. La voici :

PRO REGIO CHIRURGICORUM PARISIENSIUM COLLEGIO.

Ordinis es cujus, rogo dic Rossete, vel artis,
Si medicorum, inquis, te suus ordo rogat ?
Nec tu donatus lauro, titulove medentûm
Et furtim exerces, quod titulo ipse nequis.
Sed tu dum, scindis miseras per frusta parentes,
Artis eris cujus, dic rogo ? Carnificis ?

« Dis-moi Rousset, je t'en prie, quel est
« ton titre ou ton état ? Tu te dis médecin,
« mais en as-tu le grade et les prérogatives ?

» Non. Tu exerces frauduleusement la mé-
« decine sans en avoir le droit. Mais quand
« tu mets à lambeaux ta malheureuse famille,
« dis-moi, ne fais-tu pas le métier de bour-
« reau ? »

Le citoyen Antoine Portal, membre de
l'institut national, dit que le reproche que
fit Marchant à Rousset d'exercer sans titre,
est mal fondé, celui-ci ayant été reçu docteur à Montpellier en 1581. Mais si Rousset
n'a été reçu médecin qu'en 1581, ce reproche est, au contraire, bien fondé, puisque
en 1573 Rousset s'érigeoit depuis long-tems
en observateur césarien. *Hoc anno domini
1573*, dit Rousset (1), *diligenter observavi
et in adversariis meis annotavi.*

Marchant, après avoir triomphé de Rousset et de ses sectateurs, mourut au printems
de son âge.

Je me trompe, citoyens collègues, les
bienfaiteurs de l'humanité ne meurent point,
ils renaissent tôt ou tard de leurs cendres ;
tandis que, souillés de sang et de boue, les
destructeurs de l'espèce humaine descendent
tout entiers et vivans dans le tombeau.

Le jugement rendu contre l'opération-césa-

----

(1) *Assertio historiologica*, 1590.

rienne par la faculté de médecine et par le collége de chirurgie, a été confirmé de siècle en siècle par les anatomistes et par les accoucheurs les plus célèbres.

Mauriceau, praticien illustre, et qui a si bien mérité de l'art des accouchemens, dit (1) : « On peut toujours extraire l'enfant dans les « accouchemens laborieux, sans qu'il soit « nécessaire que, par un trop grand excès « d'inhumanité, de cruauté et de barbarie, « on en vienne à la section césarienne pen- « dant que la mère est vivante, comme quel- « ques auteurs par trop téméraires, ont or- « donné et quelquefois eux-mêmes pratiqué, « ce que plusieurs ignorans font encore tous « les jours à la campagne, par un pernicieux « abus que tous les magistrats devroient em- « pêcher. »

Dans le même chapitre, Mauriceau raconte l'histoire d'une femme qui disoit à qui vouloit l'entendre, qu'elle avoit subi l'opération césarienne, et qu'elle en portoit au ventre la noble cicatrice. Mauriceau la visita, et trouva en effet une large cicatrice, mais à la partie latérale droite de la poitrine. L'auteur ayant observé à cette femme que la matrice

____

(1) Pratique des accouch.

n'étoit point située dans la poitrine, et que c'étoit un abcès qu'elle avoit eu en cette partie. Je ne sais, répliqua cette femme, que ce que m'en ont dit les chirurgiens, car je fus sans connoissance pendant plusieurs jours. Cette femme fut accouchée quelques jours après par Mauriceau, heureusement et par les voies naturelles. L'auteur ajoute à ce récit une réflexion précieuse : « Si l'on exami-
« noit bien, dit-il, l'origine de toutes les
« histoires qu'on fait touchant cette opéra-
« tion, la recherchant exactement comme je
« fis en cette occasion, on trouveroit toujours
« que ce sont pures fables, et que celles que
« nous rapporte ledit Rousset en son enfante-
« ment césarien, n'en ont pas eu d'autre que
« la rêverie, le caprice et l'imposture de leurs
« auteurs. »

Philippe Peu (1), qui a fait cinq mille accouchemens en sa vie, et qui n'a publié son ouvrage qu'après quarante années de pratique, Peu, qui, faisant à l'humanité souffrante le sacrifice de son amour propre, raconte les fautes qu'il a commises avec la même franchise qu'il annonce ses succès ; Peu, qui répétoit sans cesse à ses élèves, *plus fait dou-*

____

(1) Pratique des accouch.

cœur que violence ; Peu blâme ceux qui pratiquent l'opération-césarienne sur la femme
vivante, il veut même qu'on s'assure bien
de sa mort avant que de rien tenter. « Une
« femme qu'on croyoit morte, dit-il, et à
« laquelle je faisois cette opération, fit un
« tel grincement de dents que j'en eus la plus
« grande frayeur. »

La Motte (1), qui tient un rang distingué parmi
les accoucheurs les plus illustres, et dont les
préceptes sont toujours étayés de l'expérience
et de l'observation, la Motte ne pratiqua jamais
l'opération-césarienne ; il reproche même à
Ruleau, chirurgien de Saintes, d'avoir em-
bouché la trompette pour publier le funeste
exemple d'un prétendu succès, et d'avoir ca-
ché avec grand soin le nombre des victimes
immolées aux mânes de Rousset. « Je me gar-
« derai bien, dit la Motte, de pratiquer l'o-
« pération-césarienne, de peur qu'il ne m'en
« arrivât autant qu'à M. Ruleau dans les
« deux autres opérations-césariennes qu'il
« dit (et il ne dit pas tout) avoir faites sur
« deux femmes agonisantes, dont il tait le
« succès, prenve constante qu'il ne fût favo-
« rable ni aux mères ni aux enfans. »

____

(1) Traité des accouc. part, III. pag. 1018.

Clément , accoucheur des princesses de France ; Clément, qui accoucha madame de la Valière et madame de Montespan ; Clément, qui fut appelé plusieurs fois à la cour d'Espagne pour accoucher la reine, Marie de Savoie, épouse de Philippe V , Clément ne dut sa fortune et sa célébrité qu'à ses succès dans la pratique des accouchemens, et non de l'opération-césarienne, qui n'étoit plus de mode pour l'honneur de la chirurgie françoise.

Dionis , chirurgien de la reine, de la dauphine et des enfans de France, auteur d'un traité d'accouchemens qui a mérité d'être traduit en plusieurs langues, Dionis dit (1), en parlant de l'opération-césarienne : « Il faut « qu'un mari soit aussi barbare que le fut « Henri VIII, roi d'Angleterre, pour la per-« mettre, et qu'un chirurgien manque d'hu-« manité. L'idée seule d'ouvrir une femme « vivante, ajoute-t-il, doit faire trembler les « plus intrépides. »

Heister, dans ses instituts de chirurgie dont on a donné plusieurs éditions en latin, en anglois, en espagnol et en françois, proscrit l'opération-césarienne sur la femme vivante, au grand étonnement des partisans de cette

____

(1) Traité d'accouch.

opération (1). *Ego verò graves ob rationes atque observationes Paraei , Guillemaei , Rolfincii , Mauricaei ac Solingenii frequentes ejus infaustos successus demonstrantes , et speciatim ob periculum nimiae sanguinis profusionis ac gangraenae periculique vulnerum uteri praesertim in gravidis , Celso jam perspecti ,* lib. V, cap. 56. *Consentire promiscuè non possum.* « Pour moi, étayé de bonnes « raisons, et des observations de Paré, de « Rolfinck, de Mauriceau et de Solingen, « qui démontrent la fréquence des mauvais « succès de cette opération, sur-tout à cause « de l'hémorragie utérine, de la gangrène et « du danger des blessures à la matrice, no-« tamment dans les femmes grosses, comme « le remarque Celse, liv. 5, chap. 56. Je ne « puis être de son avis (parlant de Rousset). »

Amand et Paul Portal, accoucheurs du dernier siècle, ne parlent pas même de l'opération-césarienne dans leurs ouvrages, et ce silence de deux praticiens, justement célèbres, ne prouve guères en faveur de cette opération.

---

(1) Laurent Heister a publié des instituts de chirurgie dont il y a eu plusieurs éditions : ce qu'il y a de plus étonnant, c'est qu'il ne craint point de proscrire l'opération-césarienne sur la femme vivante. Essais hist. du cit. Sue, tom. 11 , pag. 265.

Deventer,

Deventer, qui a pratiqué la médecine et l'art des accouchemens avec tant de succès en Hollande, ne daigne pas même faire mention d'une opération dont la barbarie étoit si contraire à la douceur de son caractère, à la solidité de ses principes, et à la sagesse de sa pratique.

Smellie, médecin et célèbre accoucheur, de Londres, qui nous a laissé un traité précieux de l'art des accouchemens ; Smellie, qui fit plus de deux cents quatre-vingt cours pour l'instruction de neuf cents élèves, sans y comprendre les sages-femmes ; Smellie ne plongea jamais ses mains dans les flancs d'une femme vivante. Il étoit même si éloigné de croire à la possibilité du succès de ce moyen atroce, qu'il fit un jour de vifs reproches à un jeune praticien qui se disposoit à faire usage du *forceps*, dans l'impatience où il étoit de terminer un accouchement. Ce jeune homme, plein d'estime pour Smellie, le pria de vouloir bien l'accompagner chez la femme en *travail*. Le célèbre médecin se contenta de lui faire prendre un *opiat* qui lui donna quelque repos. Le lendemain les douleurs de l'enfantement recommencèrent, la femme se délivra heureusement et de l'enfant et de l'arrière-faix. J'ai rencontré souvent, ajoute notre auteur, des cas de cette espèce, et en prenant les mêmes précautions les femmes ont accouché sans peine. Quelle leçon pour les accoucheurs mécaniciens !

Ould, qui le premier a prouvé que l'enfant au commencement du *travail*, dans l'accouchement naturel, est situé de manière que sa face est toujours tournée vers l'un des côtés de la mère ; Ould, dans son traité d'accouchemens publié à Dublin, dit que l'opération-césarienne est un acte d'inhumanité détestable, barbare et contraire aux loix. Voici le texte : *It is a detestable barbarous and illegal piece of inhumanity.*

Jonhson, disciple de Hunter, qui pratique à Londres la médecine et l'art des accouchemens, dit dans son ouvrage (1), que depuis Henri VIII, personne en Angleterre, n'a pratiqué l'opération-césarienne, si ce n'est dans l'accouchement ventral.

Un chirurgien dont la France regrettera long-tems la perte, Desault, chirurgien en chef du grand hospice d'humanité de Paris, aux talens duquel j'ai rendu un hommage public en lui dédiant mes *Observations medico-*

____

(1) *System of midwifry in 4 parts. London*, 1769, in-4°.

chirurgicales ; Desault m'a dit (1) qu'il avoit
pratiqué sans succès l'opération - césarienne,
et dans le cas seulement où la femme expirante, par suite de mauvaises manœuvres,
étoit sans ressource, et qu'il espéroit sauver
l'enfant ; mais qu'il croiroit commettre un
meurtre en la pratiquant sur la femme vivante. Cet aveu, il l'a fait publiquement à
ses élèves dans ses cours de pratique (2),
parce qu'il répugne à un homme délicat de
tromper des jeunes gens crédules, accoutu-
més à jurer sur la parole de leur instituteur.

Enfin Levret, ce chef illustre de la secte
des instru-menteurs ; Levret, qui donna tout
à l'art et rien à la nature ; Levret, qui corri-

---

(1) Un Kok-*quin*, se disant accoucheur, à Bruxelles, fier
de vains titres comme l'âne de la fable l'étoit de ses reliques,
Don-Quichotte césarien des meurtriers de la malheureuse et
trop confiante Vasseur ; roîle stipendié par la faction césarienne
de Paris ; pitoyable *écrivailleur* qui, plus ignorant que Rousset,
ne se doute pas même des premiers élémens de la langue françoise, en un mot, un plat et vil kok-*quin* (dans sa réfutation
imprimée à Bruxelles 1797, chez F. Hayez, *in-8º*, pag. 52), a
eu le front de nier que Desault m'eût fait cet aveu, sans autre
preuve de l'assertion contraire, que son impudente dénégation.
Je ne ferai point à ce lâche imposteur l'honneur de le nommer,
je me contente de le vouer au mépris qu'inspire sa conduite as-
tucieuse et son infâme libelle.

(2) Je suis en état de le prouver à tous les kok-*quins* de Paris
et de Bruxelles.

gea, revît et augmenta le *forceps* ; Levret, qui inventa le *tire-tête*, instrument infernal à l'usage duquel il renonça lui-même après avoir sacrifié bien des victimes à son amour-propre ; Levret, en un mot, dont l'anagrame est *le tuer*, infinitif pris substantivement comme on dit *le boire*, *le manger* ; Levret parle contre l'opération-césarienne, et n'en permet l'usage que lorsque l'enfant est tombé dans le ventre.

Qu'il me soit permis d'invoquer ici le témoignage de toutes les nations de l'Europe, par l'organe des savans étrangers que cette société se plaît à compter parmi ses membres. Que le citoyen Thibaud, dont les travaux littéraires ont enrichi long-tems l'académie de Berlin sous le règne d'un prince philosophe, nous dise si la Prusse crut jamais aux succès de l'opération-césarienne ? Que le citoyen Landy, qui réunit aux vastes connoissances de la physique, la franchise et la loyauté du caractère helvétique, nous dise si les fastes de la Suisse ont consacré le nom et l'audacieuse ignorance du châtreur de cochons de Siergershensen ? Que monsieur Philipson, médecin et professeur d'anatomie, à Stockholm, nous dise si la Suède encouragea jamais ce moyen de dépopulation ? Que monsieur Bernstorff (1) nous dise si le Dannemarck permet que le sexe tombe impunément sous le couteau césarien ? Savans de toutes les nations, qui m'écoutez, dites-nous si votre patrie envia jamais à la mienne l'horrible talent de frayer une route à l'enfant à travers les flancs de sa mère expirante ? Vous gardez le silence. Il est donc avéré, citoyens collègues, que l'opération-césarienne, tigresse toujours altérée du sang des femmes enceintes, n'a pu trouver d'asile qu'en France, où long-tems cachée dans l'obscurité des tombeaux, elle vient de relever sa tête hideuse au milieu des échafauds dressés par Maximilien premier. Eh ! bien, recevez aujourd'hui le serment solemnel que je fais dans ce sanctuaire des arts, d'abattre d'un seul coup cette hydre aux cent têtes, toujours renaissantes pour le malheur du beau sexe et pour la honte de la chirurgie françoise.

Il ne me reste plus qu'à prouver l'impossibilité physique du succès de l'opération-césarienne *par l'ignorance et l'imposture des charlatans qui, de siècle en siècle, ont forgé des observations pour accréditer une opération dont tous les sophismes de l'art ne sauroient justifier la barbarie.*

_____

(1) Parent du célèbre ministre de ce nom.

TROISIÈME PARTIE.

Rousset, premier apôtre de l'opération-césarienne, n'a pas même le foible mérite de l'invention, puisque le premier essai remonte au règne de Henri VIII, roi d'Angleterre, et que, de l'aveu de Bauhin, associé de Rousset, le premier succès prétendu de cette opération, est dû à un châtreur de cochons du village de Siergershensen.

Il est tems de prouver, par des faits incontestables, que Rousset fut un ignorant et le plus effronté des charlatans.

Au seizième siècle la langue latine étoit la langue des savans, si bien que l'accoucheur Guillemeau (1), contemporain de Rousset, s'excuse dans sa préface d'avoir écrit en françois, quoique son ouvrage fût destiné aux sages - femmes et aux jeunes chirurgiens. « Ayant conféré, dit-il, ce que les anciens « grecs, latins et les modernes en ont écrit, « avec ce que j'ai pu observer, et l'ayant « réduit en un, pour l'utilité du jeune chi- « rurgien, je l'ai fait françois en faveur de « ceux qui ne sont si endoctrinés. »

---

(1) L'heureux enfantement. Epître liminaire au lecteur.

Pourquoi Rousset écrit-il en françois, en
1581, un ouvrage relatif aux sciences? parce
qu'il ignoroit les premiers principes de la
langue latine. C'est dans son Hystérotomotokie, ou traité de l'enfantement césarien, que
j'en trouve la preuve; la voici : « Combien
« que de telle incision, dit Rousset, ait pris
« nom le premier des Césars (qui fut Scipion
« l'Africain), ainsi mis au monde, et que
« de lui nous ayons ainsi nommé cette inci-
« sion césarienne. » Il a, dit-il, donné le
nom de césarienne à cette incision, parce
que Scipion l'Africain, le premier des Césars, fut ainsi mis au monde. Voici le texte
de Pline à ce sujet : *Auspicatiùs, enectâ pa-
rente gignuntur, sicut Scipio Africanus prior
natus, primusque Cæsarum à cæso matris
utero dictus.* Pline, après avoir parlé de l'accouchement par les pieds, qu'il regarde mal-
à-propos comme un accouchement contre nature, ajoute : « Les enfans dont la mère meurt
« en accouchant naissent sous de meilleurs
« auspices, tels ont été l'ancien Scipion l'A-
« fricain, et le premier de la famille des Cé-
« sars, qui fut ainsi appelé à cause de l'inci-
« sion faite au ventre de sa mère. »

On voit, d'après le texte de Pline et la
traduction littérale, qu'il n'est pas permis

d'ignorer l'histoire à ce point, et qu'un écolier de sixième, à l'université de Paris, qui eût fait un pareil contre-sens dans la traduction de ce passage, auroit été mis, à juste titre, au rang des docteurs d'Arcadie.

Bauhin, en traduisant en latin la première édition (1) de l'ouvrage de Rousset en faveur des savans, imposa à l'auteur la nécessité de faire traduire en cette langue la seconde édition de 1590. Ainsi l'éloge que Haller a fait de l'ouvrage latin de Rousset retombe sur le traducteur et non sur l'auteur.

Haller, en parlant de cet ouvrage, a dit : *Ægregius labor, cordatè et masculè scriptus, cujus eo saeculo nihil prodiit simile.* Si Haller se fût donné la peine de lire l'ouvrage françois dans lequel Rousset fait de Scipion l'Africain le premier des Césars, il se seroit convaincu que l'auteur ne pouvoit écrire en latin, *nec cordatè, nec masculè*; mais seulement en style des *magistrorum de villagio*.

Quand je compare cet éloge, aussi pompeux que déplacé, de l'ouvrage de Rousset avec le jugement que Haller porte de celui

---

(1) *Exsectio fœtus vivi ex matre vivâ sine alterutrius vitæ periculo et absque fœcunditatis ablatione. A Francisco Rosseto gallicè conscripta, à Gasparo Bauhino latinè reddita et variis historiis aucta.* Basil. 1582.

de Philippe Peu, célèbre accoucheur; *senilis labor hominis suâ arte non summi , non tamen perindè miseri* , je suis tenté de m'écrier avec Juvenal, *dat veniam corvis , vexat censura columbas.*

Il est vrai que Haller ajoute, *ut Mauriceo visum.* Mais un homme tel que Haller devoit-il s'en rapporter à Mauriceau , ennemi déclaré de Peu , pour juger aussi sévérement un praticien qui a rendu à l'art plus de services que son antagoniste ?

Le jugement du citoyen Antoine Portal sur l'Hystérotomotokie, est plus étonnant encore que celui de Haller. En effet, cet historien (1), après avoir fait une longue analyse de l'ouvrage françois de Rousset, publié en 1581 , la termine par cet éloge : « L'objet de cet « ouvrage intéresse l'humanité , et l'auteur « l'a dignement rempli. La faculté de Mont-« pellier doit revendiquer (2) cet écrivain , « dont plusieurs historiens l'ont frustrée par « ignorance ou par méchanceté (3).

---

(1) Hist. de l'anat. et de la chir. tom. II , art. Rousset.

(2) Si Rousset a été reçu médecin en 1581 , la faculté de Montpellier n'a pas besoin de le revendiquer.

(3) Je ne vois pas en quoi consiste l'ignorance ou la méchanceté d'un historien qui donne le titre de chirurgien à l'auteur d'un traité sur l'opération-césarienne, cela prouveroit tout au

C'est un spectacle bien plaisant, pour un observateur philosophe, de voir, à la fin du dix-huitième siècle, la médecine et la chirurgie assimiler Rousset à Homère ; l'auteur de l'Hystérotomotokie à l'auteur de l'Iliade, et se disputer, à l'exemple des cités de la Grèce, la gloire d'avoir vu sortir de leur sein un charlatan dont l'ignorance, l'imposture et le fanatisme ont été si funestes à l'humanité.

En effet, comment se peut-il me direz-vous, citoyens collègues, que malgré leur antipathie mutuelle, les deux filles d'Hippocrate raffolent encore aujourd'hui d'un vil imposteur qui les a déshonorées l'une et l'autre ? Par deux raisons bien simples, et dont vous allez sentir toute la solidité ; parce que, d'une part, forger un *forceps*, façonner un crochet, imaginer un mode d'opération, quelque sanglante qu'elle soit, c'est, de nos jours, pour un accoucheur, avoir bien mérité de l'humanité, c'est avoir acquis des droits incontestables à l'estime, à la reconnoissance de la chirurgie françoise ; tandis que, d'autre part, la médecine voit avec peine sa rivale

plus que la qualité de médecin, donnée à Rousset, n'est pas généralement reconnue. Ces historiens ne pourroient-ils pas dire au citoyen Portal : *Tu grondes, Jupiter, donc tu as tort.*

lui ravir, sans partage, un amant propre à
l'illustrer par la seule découverte d'une opération à laquelle les noms de César, de Man-
lius - Torquatus, de Scipion l'Africain, de
Henri VIII, sembloient assurer l'immortalité.

Je suis, comme le citoyen Portal, médecin
de la faculté de Montpellier, et je m'intéresse
assez à la gloire de cette antique et célèbre
école, pour lui donner un conseil plus sage
(en supposant que Rousset ait pris ses grades
dans son sein), celui de faire un *auto-da-fé*
de ses œuvres césariennes, afin d'appaiser les
mânes de ses malheureuses victimes, et d'apprendre aux élèves de l'école de santé, que
mère tendre à l'égard des enfans qui l'hono-
rent, elle rejette avec horreur ceux dont les
productions monstrueuses deviennent un fléau
pour l'humanité souffrante.

Si le citoyen Portal n'a pas fait compulser
les registres de la faculté de Montpellier pour
se convaincre de l'immatriculation de Rousset en 1581 ; si, comme il le donne à entendre dans son histoire de la chirurgie, il a
seulement présumé que Rousset étoit médecin
de cette faculté, d'après l'assertion de ce
charlatan, qui dit (1) : « J'ai assisté à Lunel

______

(1) Enfant. césar. pag. 136, édit. de 1581, *in-8°*.

« à l'extirpation d'une matrice, qui fut inci-
« sée par l'ordonnance de feu messieurs Sa-
« porta (mon hôte et Mœcenas) et Rondelet,
« mon président, par un maître Barthelemy,
« dissecteur public, depuis mort phtisicq. »
J'ose me flatter que nous n'aurons point à
rougir d'avoir Rousset pour collègue, et voici
sur quoi je fonde mon espoir ; il me paroît
peu vraisemblable que Saporta, Rondelet et
Barthelemy, qui pratiquèrent cette extirpation de matrice dans le tems que Rousset,
témoin oculaire, étoit censé prendre ses grades à Montpellier, fussent morts tous les trois
en 1581, à l'époque de la réception de Rousset et de la publication de son ouvrage. L'auteur, pour accréditer une fiction, n'auroit-il
pas choisi à dessein des acteurs décédés à
l'époque de l'impression de l'Hystérotomotokie, persuadé que les morts sont trop honnêtes pour donner un démenti aux vivans?

Du reste, je prie le citoyen Portal de ne
point s'offenser de mes doutes à ce sujet ;
l'imposture de Rousset me rendroit la vérité
même suspecte, s'il pouvoit en être l'organe.

Quicumque turpi fraude semel innotuit,
Etiamsi verum dicit, amittit fidem.

PHOED. lib. I, fab. X.

Je viens de vous donner , citoyens collègues , une double preuve de l'ignorance de
Rousset ; je vais démontrer qu'il fut le plus
effronté des charlatans. Eh ! peut-on qualifier
autrement un homme qui , sans titre , a l'ef-
fronterie d'opposer à l'expérience des plus
habiles chirurgiens de son siècle , des observations sur une opération meurtrière qu'il ne
pratiqua jamais lui-même , et dont il a l'im-
pudence de multiplier les succès au point de
la faire regarder comme un jeu de l'art entre
les mains des barbiers de village , dépourvus
d'expérience et de raison , tels qu'un nommé
Lucas , qui la pratiqua dans un état d'ivresse.

Ce n'est pas tout ; Rousset , pour accréditer les fables ridicules qu'il débitoit sur les
succès multipliés de l'opération - césarienne ,
Rousset a l'impudeur de citer comme témoins
oculaires des faits qu'il mettoit faussement en
avant , des accoucheurs célèbres , qui gémis-
soient eux-mêmes de la crédulité du vulgaire ,
ce qui nécessita Guillemeau à lui donner publiquement un démenti.

*Me Naugevillanæ tuae historiae testem ocu-
latum et spectatorem constituis , qui solo il-
lius mulieris invisendae studio , Naugevillam
profectus , domum illusus redii et vand inani-
que spe lactatus , audita , ut vulgus sed non*

visa retuli. Amicus quidem es, sed potius veritati consulendum. Mihi non fuisset honori, mendacio véritatem affirmare et contaminare (1).

« Eh ! quoi, vous me citez comme témoin
« oculaire et comme spectateur de votre his-
« toire de Naugeville, moi qui, après en
« avoir entrepris exprès le voyage, suis revenu
« chez moi dupe de ma crédulité, ayant re-
« cueilli, non des faits, mais de vains bruits.
« Vous êtes mon ami, sans doute, mais vous
« êtes moins cher à mes yeux que la vérité,
« qu'il n'eût point été de mon honneur de
« trahir et de souiller par un mensonge. »

L'ignorant imposteur une fois démasqué trouve toujours, dans le génie malfaisant qui le caractérise, des ressources perfides pour triompher, aux yeux du vulgaire, de ceux même qui, forts de la raison et de l'expérience, se flattent de l'avoir réduit à l'impuissance de nuire.

Rousset, terrassé par ses adversaires, se relève avec audace, et saisissant la torche embrasée du fanatisme, poursuit les ennemis de l'opération-césarienne, en imputant à leur impiété le mauvais succès de leur pratique.

---

(1) *Guillemeau Rosseto salutem dat.*

Undè ergo tot vestra infortunia? an à Deo vobis id negante quod istis semi paganis indulget, ne de eo quod ejus est dono, tanquam de vestrâ industriâ procedente fastuosi, avari, ingrati, ne dicam impii gloriemini. « A quelle cause imputez-vous donc
« vos mauvais succès ? si ce n'est à la volonté
« de Dieu qui vous refuse ce qu'il lui plaît
« d'accorder à des hommes simples, afin que
« votre orgueil, votre avarice et votre ingra-
« titude, pour ne pas dire votre impiété,
« n'attribuent point à vos propres talens ce
« qui n'est que l'effet de sa générosité (1).

Savez-vous, citoyens collègues, à quelle époque Rousset traitoit d'impies les Ambroise Paré, les Marchant, les Guillemeau ? Peu de tems après les massacres de la Saint Barthe-lemi, quand le sang de Coligny fumoit encore, quand le Louvre, quand cette enceinte même où le génie des arts nous a rassemblés, étoient jonchés des cadavres des malheureux protes-tans..... Vous frémissez d'horreur, et votre amour pour l'humanité vous a fait oublier qu'un vandale insolent, traitant ainsi de gens suspects les savans, les gens de lettres et les artistes, réservoit, il y a peu de jours, à vos

---

(1) *Rousseti resp. ad J. Marchant, decla.*

talens et à vos vertus, le sort des Bailly, des Roucher, des Lavoisier.

Cependant Rousset, pieux et fervent catholique, vouoit ses mensonges césariens « à la « gloire de Dieu, père des tems, auquel, « et à son Saint-Esprit (dit-il), soit honneur « et actions de grâces, par Jésus-Christ, son « fils, notre Seigneur. Ainsi soit-il. »

J'ai dû, citoyens collègues, vous donner une idée du génie et de la moralité de Rousset, avant de vous offrir le tableau fidèle de ses observations, auxquelles votre impartialité accordera le degré de confiance qu'elles méritent.

Observations de Rousset (1).

Première observation. La femme Godard, du village de Mesnil, paroisse de Milly, en Gâtinois, a subi six fois l'opération - césarienne, les enfans étant toujours vivans ; à la septième fois cette femme périt, ne pouvant avoir du secours après la mort de Guillet, de Milly, qui étoit son opérateur.

Seconde observation. Ambroise Lenoir et Gilles Lebrun, chirurgiens, m'ont certifié avoir fait ensemble trois fois l'opération-césa-

----

(1) Edition françoise de 1581.

rienne à une pauvre femme, près Mérinville, en Beauce. Je voulus voir la femme et le lieu de l'incision, mais j'appris qu'elle étoit morte depuis peu de la peste qui affligeoit alors ce pays.

Troisième observation. Aliboux, médecin à Sens, m'a écrit, et me marque que Jean Desmarais, chirurgien à la Châtre, en Berry, tira par le côté, à sa femme même, un fils nommé Simon Desmarais, après quoi elle ne laissa pas d'accoucher une autre fois, bien et naturellement, d'une fille nommée Renée, depuis mariée à un grenetier.

Quatrième observation. Monsieur Pélion, fameux médecin à Angers, ayant par ci devant récité à maître Laurent Collot, chirurgien à Paris, une telle opération avoir été pratiquée en Anjou, lui en a de nouveau ratifié la vérité par une missive qu'il m'a baillée, portant cela avoir été exécuté par un Mathurin, chirurgien débonnaire, ne spécialisant autre chose.

Les quatre observations ci-dessus sont du récit de gens fidèles, et ont été communiquées à Rousset; les suivantes sont appelées par lui, *histoires oculaires*, quoiqu'il ne les ait pas vues pratiquer.

Première histoire. Nous avons vu Denis

Armenaut, médecin à Gian, et moi, une femme à l'hôpital de Châtillon, qui avoit au côté droit du ventre une cicatrice fort longue. Ayant demandé à cette femme d'où lui venoit cette cicatrice, a répondu qu'elle étoit la suite d'une incision qu'on avoit été obligé de faire pour l'accoucher, et que l'enfant qu'on lui avoit tiré par cette incision avoit sept ans lorsqu'elle faisoit ce récit (Est-on témoin oculaire d'une opération parce qu'on a vu une cicatrice ?).

Seconde histoire. Jean Lucas, jeune barbier, demeurant à Bunou, pratiqua par mon conseil, l'opération-césarienne à Bernalde Arnould, de Naugeville près d'Etampes, laquelle redevint grosse et enfanta naturellement une fille (Est-on témoin oculaire pour avoir donné un conseil ?).

Troisième histoire. Vincent Valleau, chirurgien de Nemours, mon ami, pratiqua en 1542 la même opération sur Nicole Béranger, laquelle, deux ans après, accoucha naturellement d'une fille, j'ai vu à l'œil et manié à la main la cicatrice (Encore une cicatrice !).

Quatrième histoire. Agnès Boyer, demeurant à Vilereau, après avoir été, par quatre jours, toute rompue par l'importunité des sages-femmes, fut ouverte par Philippe Migneau, barbier de Neufville, l'an 1542. Cette femme redevint grosse, mais son opérateur étant mort précédemment, elle et son fruit périrent par la pusillanimité des barbiers (Notre historien ne dit pas ce qu'il a vu).

Cinquième histoire. L'an 1576, par mon conseil fut pareillement opérée heureusement, Antoinette André, par maître Adam Aubry, chirurgien d'Aubigny. Depuis, cette femme devenue grosse, accoucha par les voies naturelles (Qu'avez-vous vu, véridique Rousset ?).

Sixième histoire. En 1578, Jeanne Michel, demeurant au faubourg d'Aubigny, après avoir été long-tems tourmentée par les sages-femmes, fut opérée par mon avis, l'enfant retiré mort et livide. Incontinent après, étant devenue grosse, elle accoucha naturellement, bien que l'enfant présentât les pieds (Rousset n'a vu ces faits qu'avec les yeux des autres, et c'est ce qu'il appelle histoires oculaires).

Rousset donna, en 1590, une seconde édition en latin de son Hysterotomotokie, beaucoup plus considérable que la première, ayant pour titre : *Caesarei partûs assertio historiologica.* Cet ouvrage, beaucoup plus méthodique et plus correct que le premier (grâce à son teinturier), renferme cinq autres exemples de succès.

Premier exemple. En 1576, l'opération-césarienne fut pratiquée sur une femme du village d'Ambedoye près Saint-Brisson. L'enfant que l'on tira par l'incision étoit mort et corrompu. Quelque tems après cette femme devint grosse, et accoucha d'un enfant vivant par les voies naturelles.

Il y a apparence que Rousset ne fut instruit que fort tard de ce dernier succès, qui auroit pu trouver place dans son édition de 1581, puisque l'historien le fait remonter à l'année 1576.

Second exemple. Vertunianus, médecin de Poitiers, m'a écrit qu'une femme des environs de cette ville étoit accouchée de la même manière, et avoit été parfaitement guérie (Dans le sens de Rousset cet exemple pourroit être qualifié d'histoire oculaire, puisqu'il a vu le fait dans la lettre de Vertunianus).

Troisième exemple. Une femme dont l'enfant étoit mort dans la matrice, fut soumise par les chirurgiens à l'opération - césarienne. Il n'arriva aucun accident. L'hémorragie fut médiocre; il sortit avec les vuidanges beaucoup de matière purulente, et cinq semaines après cette femme fut en état de sortir (Quelle est cette femme? quels sont ces chirurgiens?).

Quatrième exemple. En 1580 (Pourquoi

l'édition de 1581 ne fait-elle pas mention de cet exemple ?). En 1580, le jour de la Pentecôte, l'opération-césarienne fut pratiquée avec succès sur une femme de la vallée d'Aillant, par un chirurgien nommé Jacotin, demeurant au bourg Saint Maurice Tyre-Aureille. J'ai vu la femme guérie, et ce chirurgien m'a dit qu'il s'étoit servi de ce même moyen dans deux occasions différentes, et qu'il avoit été assez heureux pour réussir (Rousset n'a pas même vu la cicatrice, il s'en est rapporté aveuglement à maître Jacotin).

Cinquième et dernier exemple. En 1582, la femme d'un laboureur du village d'Ouinville fut opérée avec succès. Cependant Jean Lucas, chirurgien, étoit dans des dispositions qui devoient rendre l'opération peu sûre. *Haec fœmina* (dit en très-bon latin, celui qui traduisit si mal le passage de Pline). *Haec fœmina secta fuit à Joanne Lucâ, tunc parùm sobrio, cui tunc benè poto, si hoc non malè successit, quid et non est sperandum, qui sobrius et mentis compos arte duce eò accedet?* « Cette femme fut ouverte par Jean « Lucas, lequel étoit en état d'ivresse ; et si « cette opération fut pratiquée avec succès « par un homme pris de vin, que n'est-on

« pas en droit d'attendre d'un bon chirurgien
« sobre , et qui aura le libre usage de sa
« raison. »

Voilà , citoyens collègues , toutes les preuves
sur lesquelles Rousset établit le succès de
l'opération-césarienne ; je me permettrai quelques réflexions qui justifieront peut-être à vos
yeux les doutes que leur invraisemblance m'a
fait naître.

La première réflexion qui s'offre naturellement à l'esprit après la lecture de ces fables
césariennes , est que Rousset et son associé
ne pratiquèrent jamais ni les accouchemens ,
ni l'opération dont ils préconisent les avan-
tages : or, je dis qu'avec les plus vastes connoissances en médecine , et les intentions ,
d'ailleurs, les plus pures , un auteur qui fonde
la théorie de son art sur la pratique et les
observations d'autrui , s'expose à être dupe
de sa bonne foi , et à propager une doctrine
plus funeste qu'utile à l'humanité.

En second lieu , les deux tiers des femmes
qui ont subi l'opération-césarienne , ont , si
l'on en croit Rousset , accouché dans la suite
heureusement, et par les voies naturelles , ce
qui prouve qu'il n'y avoit point impossibilité
physique de l'accouchement.

En troisième lieu , les histoires de Rousset ,

publiées après les œuvres d'Ambroise Paré, ne me paroissent être que des fictions enfantées par la passion, pour atténuer les raisons solides de ses redoutables adversaires. En effet, Guillemeau, instruit par sa propre expérience et par celle de ses collègues, des dangers d'une opération dont il a l'honnêteté de ne pas nier le prétendu succès, lui cite ce proverbe, que *d'une seule irondelle on ne peut juger du printems*. Soudain Rousset tire de son sac des histoires par douzaines. Paré motive son jugement contre cette opération, *sur ce que la cicatrice de la matrice ne permettroit point à ce viscère de se dilater pour porter un nouvel enfant*. Rousset, que rien n'embarrasse, lui oppose l'observation de la femme Godard, opérée six fois avec succès, et qui ne mourut, à son septième accouchement, que parce qu'elle ne pût être éventrée une septième fois. Guillemeau, Viart, Brunet et Charbonnet, assistés d'Ambroise Paré, échouent tour-à-tour dans la pratique d'une opération, dont ils avoient pressenti les dangers, et présagé la fatale issue; Rousset, pour mieux éblouir le vulgaire, en attribue les succès nombreux à un religieux mathurin, à des barbiers, à de mauvais chirurgiens de village; ce n'est pas tout, un certain Lucas fait ce chef-d'œuvre de l'art dans un état d'ivresse ; et cependant la femme fut opérée avec le plus brillant succès. *Credat judaeus appella , non ego.*

Observations de Bauhin (1).

Première observation. L'an 1500 , Jacques Nuferus, châtreur de cochons, pratiqua l'opération - césarienne sur sa femme , Elisabeth Alespachin. Le mari, après avoir obtenu la permission du président, juge de Fravenfelden, coucha sa femme sur une table, implora préalablement le secours divin , fit une incision au ventre, entra dans la matrice , tira aussitôt l'enfant , et ensuite fit plusieurs points de suture au ventre. La plaie se réunit fort heureusement, sans qu'il arrivât à cette femme aucun accident. Quelques années après cette opération , ajoute Bauhin, cette femme accoucha de deux enfans, dont l'un , nommé Jean Nuferus, a été juge de Siergershensen , et vivoit encore en 1583. (*Mentiris impudentissimè.*)

Seconde observation. Albosius écrit à Bauhin , et lui dit que Jean Jacotius , chirurgien de village, l'ayant rencontré par hasard , le pria de venir visiter une pauvre femme du

---

(1) *Appendix Bauhini.*

bourg de Marry, sur laquelle il avoit pratiqué la veille l'opération-césarienne. Albosius trouva le nouveau né bien portant. Il visita la plaie et la trouva en très-bon état. L'enfant et sa mère survécurent à l'opération. Le chirurgien étoit si peu instruit, qu'Albosius regarda le succès de cette opération plutôt comme un miracle de la bonté divine, que comme un effet des avis et de la prudence de l'opérateur. *Numinis benignitate potius, quam chirurgi consilio et prudentiâ.* (Albosius visita, sans doute, la plaie abdominale ; mais Jean Jacotius avoit-il ouvert la matrice ?)

Troisième observation. Sagvierius, médecin, écrit à Bauhin, qu'Antoine Robin, en 1580, opéra, en Bourgogne, une femme qui survécut à l'accouchement césarien (Observation par ouï dire).

Quatrième observation. Barbe Fhirera, concubine d'un prêtre, ne pouvant accoucher de son troisième enfant, fut opérée heureusement. Bauhin dit tenir cette observation de Plater, son collègue (Encore un ouï dire).

Cinquième et dernière observation. L'auteur dit qu'une femme enceinte de huit mois, ayant reçu un coup de pied de cheval, fut laissée pour morte ; qu'au trente-unième jour de cet accident, il survint une tumeur à la région

ombilicale; que cette tumeur s'étant ouverte,
il en sortit des matières sanieuses, et les os
d'un enfant, les uns après les autres. Bauhin
ajoute que, quoique ce ne soit point là précisément une opération-césarienne, on peut
en tirer cette conséquence, que si l'on eût
ouvert le ventre de la femme immédiatement
après son funeste accident, on auroit pu sauver l'enfant (Un fait aussi extraordinaire n'est
étayé d'aucune preuve).

Des cinq observations rapportées par Bauhin, je ne m'attacherai qu'à démontrer l'invraisemblance et la fausseté de la première.
Et d'abord, est-il vraisemblable qu'un fait
qui paroît avoir tous les caractères d'authenticité, ait été oublié par l'ami, par l'associé
de Bauhin, Rousset qui n'en fait aucune
mention, ni dans sa première édition françoise
de 1581, ni dans sa seconde édition latine de
1590 ? En second lieu, à qui Bauhin fait-il
honneur d'un succès si brillant ? à un époux
immoral, atroce et ignorant. Ignorant, puisqu'il n'avoit aucune connoissance anatomique
des parties qu'il devoit inciser pour faire
l'extraction de l'enfant ; atroce, car il y a
plus que du courage à éventrer son épouse,
et à donner le premier exemple d'une opération dont il ne pouvoit raisonnablement at-

tendre le succès que du hasard ou d'un miracle de la nature ; immoral, car quelque
grossier qu'eût été cet individu, il devoit
présumer que si sa malheureuse épouse suc-
comboit à cet acte de férocité, la permission
d'un juge ne l'auroit point justifié, aux yeux
de tout être pensant, de l'assassinat commis
par son audacieuse ignorance, et dont sa
prudence sembloit avoir voulu s'assurer l'im-
punité. Enfin, comment le juge de Fravenfelden, ville capitale de la Turgowie, auroit-
il pu se résoudre à autoriser un mari, qui
n'étoit ni médecin ni chirurgien, à pratiquer
une opération que l'art n'avoit encore osé
tenter ?

Scipio-Mercuri, chirurgien de Rome, pu-
blia, en 1604, une dissertation (1) sur les
accouchemens, dans laquelle il rapporte deux
exemples du succès de l'opération-césarienne,
pratiquée à Châteauneuf, près de Toulouse,
où il se trouvoit alors. Les preuves qu'il
donne de ces faits sont les cicatrices des femmes opérées, qui lui ont déclaré avoir été
éventrées. Je dirai bientôt, ainsi que Mauriceau, quel degré de confiance méritent ces
déclarations et ces cicatrices. Scipio-Mercuri

---

(1) *La Comare Oricoglitrice.* A Venise, 1604.

ajoute qu'à l'époque où il voyageoit, l'opération-césarienne étoit autant en usage en France
que la saignée l'étoit alors en Italie contre les
maux de tête.

Au rapport de Roonhuisen, chirurgien,
d'Amsterdam, Sonnius, médecin de Bruges,
pratiqua sept fois cette opération sur son
épouse.

Je n'ai pas besoin d'observer à des hommes
éclairés et impartiaux, qu'un chirurgien et
un médecin qui se flattent d'avoir pratiqué
l'opération - césarienne sur leur épouse, ne
peuvent en être crus sur parole, et pour
cause.

Olaüs Rudbeckius, médecin de Suède,
sauva, dit-il, la vie à son épouse, grâce à
l'opération-césarienne qu'il pratiqua lui-même.
Voilà des maris bien officieux, et des épouses
bien complaisantes.

Thomas Bartholin rapporte que dans le
tems qu'il étoit à Paris il avoit connu la femme
d'un chirurgien sur laquelle on avoit pratiqué
cinq fois l'opération-césarienne (Et plus ne
dit le déposant).

Théophile Renaud, de la société de Jésus,
et professeur en théologie, dans son ouvrage
sur la section-césarienne, rapporte trois observations pour constater le succès de cette

opération. Vous présumez avec raison , citoyens collègues , que ces trois observations
du révérend père Théophile Renaud , ne sont
point oculaires. Du reste , la théorie de l'art
des accouchemens n'est pas moins étrangère
que la pratique à ce disciple de Loyola , dont
l'intention louable doit faire excuser le zèle
ridicule.

En 1692, Saviard fit insérer dans le journal
des savans, du 21 juillet, l'observation d'une
femme de Château-Thierry, morte à l'Hôtel-
Dieu de Paris d'une hernie ventrale survenue
à la suite d'une opération césarienne, que la
malade disoit lui avoir été pratiquée quatorze
ans avant son arrivée à l'Hôtel-Dieu. Saviard
ayant ouvert le cadavre de cette femme, en
présence de plusieurs chirurgiens, trouva une
cicatrice à la matrice qui en occupoit toute
l'épaisseur, et qui répondoit à celle des té-
gumens.

Le nom de Saviard est trop imposant, son
observation est trop spécieuse, les partisans
de l'opération-césarienne y attachent trop
d'importance, pour ne pas la soumettre au
creuset de la vérité.

Saviard, en insérant son observation dans
le journal des savans, prévit qu'on pourroit
lui objecter, avec quelque raison, qu'il étoit

bien étonnant que le chirurgien de Château-
Thierry, partisan de l'opération-césarienne,
puisqu'il l'avoit pratiquée, eût eu assez de
modestie pour en taire le succès.

Voici comment Saviard prévient cette objection : « La mère, dit-il, fut six mois à
« guérir, ce qui donna lieu aux médecins et
« aux chirurgiens du lieu, d'intenter un pro-
« cès contre celui qui avoit fait l'opération,
« lequel fut enfin obligé de se retirer, après
« avoir perdu sa réputation. »

Eh! quoi, me suis-je dit à moi-même,
des médecins et des chirurgiens auroient intenté un procès à un homme de l'art pour
avoir pratiqué avec succès l'opération la plus
périlleuse sur une femme qui y survécut quatorze ans, sous le vain prétexte qu'elle a été
six mois à se rétablir? La chose me paroissoit
peu vraisemblable. En effet, Joubert, médecin de Château-Thierry, partisan de l'opération-césarienne, dont il rapporte deux observations heureuses sur des oui-dire, Joubert,
dans le journal des savans, du 8 juin 1693,
s'exprime en ces termes : « Il n'est pas vrai
« (comme l'a dit monsieur Saviard dans le
« journal du 21 juillet de l'année dernière)
« que les médecins ni les chirurgiens de
« Château-Thierry aient jamais intenté procès

« à celui qui avoit fait l'opération-césarienne,
« pour avoir entrepris une chose trop hardie;
« au contraire, ils ont approuvé son dessein,
« et s'il a quitté le royaume, ce n'a été que
« huit ans après l'opération, et à dessein
« seulement de pouvoir exercer librement
« ailleurs la religion protestante. »

Le démenti formel donné à Saviard par Joubert, laisse mon objection dans toute sa force, et l'on ne persuadera jamais à des personnes éclairées et impartiales, que le chirurgien de Château-Thierry, dont on affecte de taire le nom, qui ne quitta sa patrie que huit ans après avoir pratiqué l'opération-césarienne, à laquelle la femme opérée survécut quatorze années, ait été assez peu jaloux de sa renommée pour ne pas publier un succès qui ne pouvoit que l'honorer et lui mériter l'estime de ses concitoyens.

L'assertion de Saviard n'étant donc rien moins que certaine, je crois pouvoir me dispenser de prouver qu'une femme qui, après un accouchement laborieux, a eu une maladie de six mois occasionnée par une hernie ventrale de la grosseur d'un gros balon (suivant l'expression de Saviard), a pu, durant l'espace de quatorze années, essuyer des maladies graves, accompagnées de dépôts dont l'humeur corrosive altérant les parois de la matrice, y ont produit des errosions que des yeux un peu prévenus ont pris pour des cicatrices qu'ils y cherchoient.

En 1693, Lankisch, médecin de Zittaw, ville de la haute Lusace en Allemagne, conseilla l'opération - césarienne, qui fut faite, dit-il, avec succès.

En 1695, si l'on en croit Vaterus, l'opération-césarienne pratiquée sur une femme de Vittemberg, eut le plus heureux succès.

En 1707, Ruleau, chirurgien de Saintes, pratiqua, s'il faut l'en croire, avec succès, l'opération-césarienne sur Catherine Savineau. J'ai déja fait part des sages réflexions de la Motte à ce sujet. Les doutes de ce célèbre accoucheur, son contemporain, justifient les nôtres sur la réalité de ce prétendu succès.

En 1723, madame Flandrin, sage-femme, pratiqua l'opération - césarienne avec autant de succès que de courage. Marguerite François, opérée, a toujours joui d'une parfaite santé (Que le bistouri a mauvaise grâce dans les mains du beau sexe!).

En 1738, le premier jour de l'an, Marguerite Storheaux, épouse de monsieur Presseux, médecin de la ville de Spa, fut opérée, du consentement de son mari, par monsieur Blierre,

Blierre, chirurgien-accoucheur de cette ville. La dame opérée montra tant de courage, dit l'historien, qu'elle dit au chirurgien, *votre couteau ne coupe pas assez*. Le 24 décembre 1740, cette dame accoucha fort heureusement, par les voies naturelles, d'une fille qui se porta aussi bien que sa mère.

En 1739, l'académie de chirurgie de Paris, dit Simon (1), fit venir de Guise Magdelaine Gourdain, femme de Charles Maigret, dont voici l'histoire en deux mots. « La sage-femme n'ayant pu l'accoucher, elle pria le chirurgien du lieu de lui ouvrir le ventre. Ce chirurgien étonné d'une telle demande, et n'ayant jamais entendu parler de cette façon d'accoucher, refusa de faire cette opération. Mais, pressé par les prières du mari et de la femme, il s'y détermina. Magdelaine Gourdain fut entièrement guérie au bout de trois semaines. Depuis cette opération elle a eu quatre enfans, et le dernier vivoit encore lorsqu'elle vint à Paris. »

Magdelaine Gourdain eut beau montrer son ventre marqué d'une noble cicatrice, et des certificats tant du chirurgien opérateur que du curé du village, l'académie ne fut pas plus

____

(1) Mémoires de l'académie de chirurgie, année 1743.

convaincue qu'auparavant de la possibilité du succès de l'opération-césarienne.

Simon, membre de l'académie et fanatique apôtre de Rousset, ajoute à ce récit une note précieuse. « C'est cette femme, dit-il, qui m'a « dicté l'observation dont il s'agit. Je lui ai « demandé pourquoi elle avoit prié son chi-« rurgien de lui faire une incision au ventre, « elle m'a répondu ingénuement qu'elle avoit « entendu dire que les femmes de qualité ac-« couchoient de cette façon. Je n'ai apperçu, « ajoute le rédacteur, aucun vice de conforma-« tion, qui put avoir déterminé à l'opération. » (Cette opération a donc été faite sans néces-sité, par un homme qui en ignoroit le pro-cédé, et l'on veut que nous croyons au suc-cès ?)

La Peyronnie, faisant un voyage à Marigny, vit la cicatrice encore fraiche, d'une opéra-tion-césarienne pratiquée un mois auparavant pour la seconde fois et avec succès par Lami-ral, chirurgien du lieu, qu'il crut sur parole; mais néanmoins après avoir, comme Thomas, mis son doigt sur la plaie cicatrisée (*Beati qui crediderunt et non viderunt.*)

Urban, médecin, a communiqué à l'aca-démie de chirurgie trois observations de succès heureux de l'opération-césarienne pratiquée sur trois femmes, l'une de Luxembourg, l'autre de Liège et la troisiéme de Bouillon.

Lafaye fait honneur d'un pareil succès à Brou, chirurgien de Beuville-le-Comte. Le mari de l'éventrée et le curé du village attestent le fait. On ne peut, dit Simon, le révoquer en doute.

En 1740, l'opération-césarienne fut pratiquée, pour la première fois à Paris, par Soumain sur mademoiselle Desmoulins. « Tout
« autre moyen lui paroissant impraticable dans
« le cas dont il s'agissoit; ayant que de pro-
« céder à cette opération, il appella en con-
« sultation messieurs Bourgeois, Puzos, Sou-
« chay, Verdier, Gervais, Grégoire, Iard,
« Chauvin et la Fitte; ces messieurs touchè-
« rent la malade, et étant certains de l'im-
« possibilité de l'accouchement, furent de
« l'avis de monsieur Soumain, celui - ci fit
« l'incision, une portion des intestins se pré-
« senta, elle fut retenue et couverte par la
« main d'un des consultans.

« D'abord que l'extraction de l'enfant fut
« faite, l'accoucheur lia le cordon, et, aidé
« par monsieur Puzos, il délivra la femme.

« Quelques jours après cette opération, la
« supuration s'établit, et quarante-sept jours

« après cette femme fut en état de sortir et
« d'aller à l'église. »

Cette observation de Soumain et celle de
Saviard, sont les deux colonnes de la jongle-
rie césarienne que nous avons entrepris de
renverser pour le bien de l'humanité.

Et d'abord, remarquez, citoyens collègues,
qu'il existoit sans doute à cette époque dans
l'académie de chirurgie quelques intriguans
qui s'étoient mis en tête de faire casser le jugement déja rendu sous Ambroise Paré, par le
collège de chirurgie et par la faculté de médecine, contre l'opération-césarienne. Pour
mieux réussir dans leur entreprise, ils font
d'abord venir de Guise, en 1739, Magdelaine
Gourdain, qui avoit eu quatre enfans depuis
le prétendu succès de l'opération-césarienne,
pratiquée sur elle par un chirurgien anonyme.
Nos jongleurs voyant que l'académie ne don-
noit pas tête baissée dans le piège, méditent
un tour moins mal-à-droit. En conséquence,
l'année suivante 1740, mademoiselle Desmoulins se trouve fort à propos dans l'impossibilité physique d'accoucher par la voie naturelle.

On avoit reproché, avec quelque fondement,
aux jongleurs césariens, d'être un peu trop
mystérieux et trop peu jaloux de s'environner

des lumières morales, si nécessaires dans la pratique de l'opération la plus périlleuse. Soumain, pour se mettre à l'abri des soupçons, choisit neuf chirurgiens, du nombre desquels se trouvoit un accoucheur célèbre, dont le témoignage eût été d'un grand poids, s'il n'avoit joué, dans cette affaire, le rôle de muet. Je parle de Puzos, qui nous a laissé un ouvrage précieux sur l'art des accouchemens, publié par le docteur Morizot Délandes, médecin de la faculté de Paris, ouvrage dans lequel Puzos ne dit pas un mot de l'opération-césarienne, pratiquée sur la demoiselle Desmoulins.

Ce qu'il y a de plus étonnant encore, c'est que ce n'est pas Soumain qui rapporte l'observation de son prétendu succès, mais Simon qui en donne le détail dans le premier volume des Mémoires de l'académie de chirurgie, publié en 1743, trois ans après cette opération.

Neuf chirurgiens sont appellés en consultation; mais étoient-ils présens à l'opération ? C'est ce que l'historien Simon n'a pas daigné nous apprendre, et sans doute il avoit ses raisons pour taire une circonstance aussi importante.

« Soumain fit l'incision ; une portion des « intestins fut retenue et couverte par la main

« d'un des consultans. » Quel étoit ce con-
sultant ? A coup sûr ce n'étoit pas Puzos.
Simon l'auroit nommé, comme il va le faire,
lorsqu'il n'est plus tems.

« Quand l'extraction de l'enfant fut faite,
« ajoute Simon, l'accoucheur lia le cordon ;
« et, aidé par monsieur Puzos, il délivra la
« femme. » De quel secours fut donc Puzos,
à l'accoucheur, après l'extraction de l'enfant
et la ligature du cordon ? Il ne tint pas les intestins, puisque ce fut un des consultans que
l'on ne nomme pas, qui remplit cette tâche.
Aida-t-il à délivrer la femme ? Mais pour extraire un *placenta* a-t-on besoin d'être trois ?
On s'étoit passé de son secours pour l'opération, on s'en passa pour la délivrance. A quoi
leur servit donc Puzos ? à transporter l'enfant,
et c'est sans doute tout ce que nos jongleurs
lui laissèrent voir de l'opération dite césarienne, au succès de laquelle l'académie de
chirurgie n'ajouta pas plus de foi qu'à la déclaration de la femme Gourdain, venue de
Guise à grands frais.

La secte des éventreurs, réduite aux abois
par l'incrédulité de l'académie de chirurgie,
chargea Simon de faire les plus vastes recherches sur l'opération-césarienne afin d'entraîner, s'il étoit possible, tous les suffrages par le

tableau fidèle de ses nombreux succès. Simon s'acquitta de cette tâche avec tout le zèle que devoit lui inspirer l'honneur d'un tel choix. Le premier et le second volume des Mémoires de l'académie de chirurgie , renferment ces *Recherches sur l'opération-césarienne*.

Le discours dans lequel je plaide à vos yeux , citoyens collègues , la cause de l'humanité , est la réponse aux deux mémoires de Simon , que vous pourrez consulter, s'il vous restoit encore quelques doutes sur les dangers d'une opération dont je crois avoir démontré l'impossibilité physique du succès.

Mais sans prétendre influencer votre opinion sur les mémoires de Simon , qu'il me soit permis de citer en ma faveur le jugement qu'en a déja porté le citoyen Sue (1), un des plus zélés partisans de l'opération - césarienne. « Monsieur Simon dans ses *Recherches sur* « *l'opération-césarienne* , dit-il , rapporte jus- « qu'à soixante-quatre exemples d'heureux « succès; mais il faut convenir que toutes ces « observations ne sont pas aussi certaines ni « aussi concluantes qu'on le prétend. Plu- « sieurs ne laissent pas que de présenter beau- « coup de louche. Mais ce qui doit lever tous

____

(1) Essais hist. tom. II, p. 547.

« les doutes sur la question dont il s'agit ici, ce
« qui doit engager tout accoucheur à entrepren-
« dre, avec confiance, l'opération-césarienne,
« lorsqu'il la jugera absolument nécessaire et
« indispensable, ce sont les observations sures
« et incontestables de messieurs Soumain,
« Millot et Deleurye. Je ne dois pas oublier ici
« monsieur Vermond, accoucheur de la reine,
« qui a aussi pratiqué à Paris cette opération
« avec succès, et qui a même lu dans une
« séance publique de l'académie le détail de
« son opération. Il est bien à desirer que l'aca-
« démie de chirurgie publie, le plutôt possi-
« ble, le détail des différentes opérations,
« dont le succès lui a été communiqué. »

Je desire bien sincèrement que le vœu du
citoyen Sue, soit rempli, mais je doute qu'il
sorte des cartons de l'académie de chirurgie
des rayons de lumière assez vifs pour dissiper
les nuages qui enveloppent les soixante-quatre
observations rapportées par Simon.

L'ordre chronologique des succès césariens
emmène ici naturellement un fait que je re-
servois d'ailleurs pour la bonne bouche. Il est
extrait du journal de chirurgie de Desault,
chirurgien en chef de l'Hôtel-Dieu de Paris.

Dartigoite, chirurgien de Saint-Sébastien,
en Espagne, écrit à Desault, qu'une femme

enceinte de neuf mois assistoit à un combat
de taureaux , lorsque la galerie où elle étoit
assise croule tout-à-coup. Les spectateurs rou-
lent pêle mêle dans l'arène. Un taureau furieux se précipite, et d'un seul coup de corne
ouvre les vêtemens , le ventre et la matrice
de la femme enceinte. L'enfant, sain et sauf,
passe à travers l'ouverture ; Dartigoite se trouve
là fort à propos pour achever l'œuvre. Il fait
quelques points de suture , panse la plaie , et
peu de tems après la femme guérit sans le
plus léger accident.

Ce fait n'a pas besoin de commentaire. Mais
avant de terminer ce discours , je ferai quelques réflexions générales qui n'auront point
échappé sans doute à votre sagacité.

Première réflexion. On ne doute point de
la possibilité du succès des opérations du tré-
pan, de l'anevrisme, de l'empiême, de la taille ,
quelque dangereuse que soit la pratique de
ces opérations. Par quelle fatalité sommes-
nous réduits encore à douter avec raison de
la possibilité du succès de l'opération - césarienne? Parce que des contes de bonne femme ,
des ouï-dire , des cicatrices ne sont pas des
preuves suffisantes, d'un fait démenti par l'expérience des hommes de l'art les plus célèbres.
Parce que ces éventreurs sont des hommes sans

génie qui, montés sur ce grand cheval de ba-
taille, ont cherché à se tirer de la foule, comp-
tant sur la crédulité du vulgaire, ami du merveilleux. Parce que les sociétés savantes n'ont
jamais voulu se prononcer en faveur d'une
opération, qui trouva malheureusement quelques partisans dans cette classe d'hommes honnêtes qui, jugeant des autres par leur propre
cœur, sont trop souvent dupes de leur bonne
foi, et deviennent, sans le vouloir, les apôtres
les plus zélés de l'erreur et les ennemis de la
vérité les plus dangereux.

En effet, rien n'est plus aisé à un accoucheur césarien, peu délicat sur le choix des
moyens propres à établir sa renommée, que
d'en imposer, à cet égard, aux gens de l'art
les plus instruits, en faisant aujourd'hui une
incision au ventre d'une femme en *travail* à
l'instant physique où l'enfant franchit spontanément le bassin par la voie naturelle, et en
dressant le lendemain un procès-verbal, d'a-
près la seule inspection de la plaie, faite au
ventre, bien persuadé qu'on aimera mieux
l'en croire sur sa parole que de rouvrir la
plaie abdominale, pour constater l'état actuel
de la matrice.

Telle a été sans doute la conduite de tous
les accoucheurs qui se flattent d'avoir prati-

qué avec succès l'opération-césarienne ; puisque d'une part on ne trouve pas une seule de ces observations merveilleuses attestée par des hommes de l'art éclairés et dignes de foi, qui certifient avoir été témoins oculaires, 1°. de la pratique de l'opération ; 2°. de l'extraction de l'enfant et du *placenta* hors de la matrice. 3°. du traitement de la malade ; 4°. de son rétablissement à la santé. Conditions essentielles pour pouvoir raisonnablement se résoudre à croire au succès d'une opération humainement impossible ; tandis que d'autre part toutes les observations de succès sont ou dénuées de preuves, ou invraisemblables, ou ridicules et rapportées par des auteurs, ou ignorans, ou trompés ou trompeurs.

Deuxième réflexion. Vous avez dû remarquer, citoyens collègues, 1°. que cette rage césarienne a été périodique, et que ses accès violens ont tourmenté au seizième siècle les Rousset et les Bauhin ; au dix-septième siècle les Scipio-Mercuri, les Ruleau ; enfin, au dix-huitième siècle les Simon, les Soumain, les Millot, les Deleurye, etc. 2°. Que le collège des chirurgiens, et la plus saine partie des docteurs régens de la faculté de médecine de Paris, se prononcèrent au seizième siècle contre cette opération ; tandis que toute l'intrigue des accoucheurs du dix-huitième siècle n'a pu déterminer l'académie de chirurgie à se prononcer en faveur d'une opération déja proscrite, malgré la large cicatrice de la femme de Guise en 1739, le miracle de mademoiselle Desmoulins en 1740, et les deux mémoires de Simon en 1743 et 1744.

Troisième réflexion. Il est constant que l'opération-césarienne n'a jamais réussi lorsqu'on l'a pratiquée publiquement, tandis que tous ses prétendus succès ont été obtenus clandestinement; d'où je conclus que cette opération meurtrière ne dut sa fortune qu'aux ténèbres physiques et morales dont elle eut grand soin de s'environner.

Cependant quel intérêt, dites-vous, citoyens collègues, peuvent avoir des accoucheurs, de pratiquer une opération toujours mortelle pour la femme qui la subit? Cette objection fait l'éloge de votre cœur; elle doit se présenter naturellement à l'esprit de tout homme sensible, de tout ami de l'humanité qui n'a point été initié aux mystères affreux des faux prêtres de Lucine. Mais daignez descendre un moment avec moi dans le cœur des accoucheurs césariens, venez en sonder les replis, et vous y verrez l'ignorance, la cupidité, le charlatanisme se disputer à l'envi l'honneur de pratiquer une opération au succès de laquelle la chirurgie françoise ne feignit de croire, qu'afin de se réserver le droit de régner par la terreur sur l'esprit du timide et crédule vulgaire.

In anima vili, faciamus experimentum. Faisons des essais sur cette vile canaille, dit cet accoucheur ignorant, mais jaloux d'une vaine renommée. Audacieux, féroce, immoral, aucune considération ne sauroit l'arrêter; il éventre; la victime expire dans ses bras; il vole en éventrer une autre. Pareil au tigre, la vue du sang redouble en lui la soif de le répandre; mais enfin convaincu par sa propre expérience de l'impossibilité physique du succès de cette opération désastreuse, il borne son ambition à sauver la vie à un enfant aux dépens des jours de sa malheureuse mère, et cet assassin titré dont l'ignorance égorgea dans les ténèbres un nombre infini de victimes humaines, ose encore se qualifier de bienfaiteur de l'humanité, en montrant un César au stupide vulgaire.

Natura post nummos. De l'argent; l'argent doit avoir le pas sur la nature, dit cet accoucheur avide de richesses. J'ai quatre accouchemens à terminer par jour, la nature est trop lente dans ses opérations, vivent les

forceps, vivent les crochets, vive l'opération-
césarienne. L'art est-il fait pour être l'esclave
de la nature, et n'ai-je point en main le
sceptre de l'art ? Qu'importe le succès pourvu
que je règne. A la faveur de la célébrité, on
peut tout faire impunément.

Populus vult decipi, decipiatur. Le peuple
chérit l'erreur, trompons-le puisqu'il veut
l'être, dit cet accoucheur charlatan qui, sans
génie, sans talens, sans principes, voudroit
à-la-fois s'illustrer et s'enrichir ; ouvrons de
tems en tems les flancs d'une femme vivante
que nous irons arracher humainement au haut
d'un galetas des mains d'une sage-femme qui
l'aura mutilée. Le sort de cette plébéïenne
morte en *travail* sous le couteau césarien,
répandra dans Paris une terreur salutaire ;
mille patriciennes craignant la même destinée,
trembleront au seul nom de sage-femme, et
la bourse à la main viendront implorer notre
secours, tandis que déposa'n la oudre, nous
serons à leurs yeux les dieux tutélaires des
humains.

Comme ces tableaux, malheureusement
trop fidèles, pourroient ne paroître tels qu'à
ceux qui, frappés de leur ressemblance seroient d'ailleurs peu disposés à rendre justice
au peintre qui les a tracés, je vais les étayer

de quelques faits qui en feront mieux ressor-
tir la vérité.

Une femme en *travail*, au grand hospice
d'humanité de Paris, éprouvoit, il y a peu
d'années, les douleurs de l'enfantement les
plus aigues; la sage-femme trouva le bassin
si petit et les diamètres des détroits si peu
étendus, qu'elle jugea d'après les principes
de ses instituteurs, que la patiente étoit dans
l'impossibilité physique d'accoucher par la
voie naturelle. La matronne fait appeler les
trois plus fameux accoucheurs de Paris. Le
trio vole au rendez-vous; on tâte, on sonde,
on toise le terrein. Enfin, après l'examen le
plus scrupuleux, le pronostic de la matrone
est confirmé, et l'on décide à l'unanimité
que la malade doit être *césariennisée* le plus
promptement possible. Mais, ô prodige! tandis que le chirurgien de salle dresse l'autel et
fait les apprêts du sacrifice, la victime pousse
un cri, et paye spontanément à la nature le
doux tribut de la maternité. Le jeune chirurgien tout stupéfait, court porter cette nou-
velle aux trois prêtres de Lucine, qui se re-
tirent en silence, *honteux comme renards
qu'une poule auroit pris.*

Ou ces trois accoucheurs vouloient faire un
essai, ou les oracles des accoucheurs césariens

sont moins sûrs que ceux de Calchas ; *quidquid dixerint argumentabor.*

En 1778, à l'époque où la mort de la femme
Vépres, opérée par Sigault, fit passer un peu
de mode la section de la symphise des pubis,
et vint ranimer le courage abattu des partisans de l'opération - césarienne, un accoucheur, aujourd'hui célèbre, pensionnoit depuis
quatre mois, à trente sous par jour, une
petite bancroche de trente-six pouces de haut,
enceinte de huit mois, qu'il élevoit à la bro-
chette, pour un petit essai de l'opération sigaultienne dont il étoit un des adversaires les
plus acharnés. Cet anti-symphiseur avoit préalablement déclaré que cette femme étoit dans
l'impossibilité physique d'accoucher par la
voie naturelle. Parvenue au dernier terme de
sa grossesse, notre naine se résigne en tout
à la volonté de son accoucheur, qu'après Dieu
elle regardoit comme son sauveur. Déja les
douleurs naturelles de l'enfantement commen-
çoient à se succéder, et le symphiseur se disposoit à fondre sur sa proie, lorsqu'une duchesse (l'histoire porte que c'étoit la duchesse
de Saint-Agnan) atteinte du même mal, mande
notre accoucheur. Quel contretems funeste !
on refuse une bourgeoise, mais refuser une
duchesse, cela ne se pouvoit pour trente-six
raisons,

raisons ; la première, c'est qu'une duchesse payoit bien, on me dispensera des trente-cinq autres. « Ne t'impatiente point, ma chère enfant, dit notre opérateur à sa pensionnaire ; j'aurai fait en deux tems, ajoute-t-il en montrant le *forceps*. » A peine notre homme étoit parti, que la crainte d'un trop prompt retour fait une telle impression sur la patiente, qu'en trois douleurs elle pousse un enfant plus beau que celui de la duchesse. L'accoucheur en fut pour son argent, et honteux comme le corbeau de la fable, d'avoir lâché sa proie, *jura, mais un peu tard, qu'on ne l'y prendroit plus.*

Faut-il s'étonner que les accoucheurs mécaniciens, césariens et sigaultiens soient ennemis irréconciliables de la nature, puisqu'elle semble se faire un malin plaisir de les jouer de tours aussi perfides ?

Ou cet accoucheur vouloit faire un essai, ou ses oracles sont moins sûrs que ceux de Calchas. *Quidquid dixerit argumentabor.*

Le 17 ventôse de l'an 4, la femme Vasseur, épouse d'un imprimeur, accouchée précédemment de deux enfans à terme, dont l'un vivant, fut soumise à l'opération-césarienne, contre son propre vœu, et par la plus noire des trahisons, en l'absence et sans le

G

consentement de son mari , sans consultation
préalable de médecins , contre les règles de
l'art , et dans la seule vue de s'illustrer aux
yeux du vulgaire , en sauvant la vie à un
enfant aux dépens des jours de sa malheureuse
mère (1).

Ou ces deux accoucheurs vouloient faire
un essai , ou ils s'étoient flattés de l'espoir de
porter atteinte à mes principes , à l'aide
d'une réputation usurpée. *Quidquid dixerint
argumentabor.*

Le 13 frimaire , an 5 , le citoyen Pelletan
a pratiqué l'opération - césarienne sur une
femme qui est morte deux heures après son
éventration. Si les titres donnoient les connoissances d'un art qu'on n'a jamais exercé,
le successeur de Desault auroit incontestable-
ment le droit d'éventrer toutes les femmes
enceintes vivantes ; mais comme les places
supposent la science et ne la donnent point ,
nous supplions , au nom de l'humanité souffrante , le citoyen Pelletan de méditer le passage du prospectus de ses *Ephémérides* (2),
dont nous avons en main un imprimé dans

____

(1) Voyez mon mémoire intitulé : *Encore une victime de
l'opération-césarienne.*

(2) Ephémérides , par MM. Lassus et Pelletan. 1791.

lequel on lit, page 4 : *Enfin nous consacrons un article aux charlatans de profession. Lorsque nous cherchons sur quel fondement magique leur réputation naît, s'élève et s'agrandit, nous trouvons que la terre ensevelit les effets de leur ignorance, etc.*

Ou le citoyen Pelletan a voulu faire un essai, ou il s'est classé lui-même parmi les charlatans de profession. *Quidquid dixerit argumentabor.*

Le 17 ventose dernier, jour de l'anniversaire du meurtre de la malheureuse Vasseur, six accoucheurs, du nombre desquels étoit le citoyen Baudelocque aîné, professeur adjoint de l'école de santé de Paris, ont pratiqué l'opération-césarienne sur une jeune femme, épouse d'un riche marchand de la rue Saint-Denis, laquelle est morte cinq jours après son éventration. Quelques raisons que puissent alléguer ces chirurgiens-accoucheurs pour justifier cette opération atroce pratiquée sans consultation préalable de médecins, je déclare que je n'ajouterai pas foi au rapport de six hommes intéressés par état à faire de grandes opérations, et en cela j'imiterai la sagesse des loix angloises qui n'admettent point en justice le témoignage des chirurgiens. Il me suffit d'ailleurs de savoir que ces six opérateurs césariens ont été bien payés, pour que je sois autorisé à conclure que l'opération-césarienne est plus avantageuse à ceux qui la pratiquent que ne l'est l'accouchement naturel ; et si la reconnoissance est malheureusement la vertu des accoucheurs césariens, chacun d'eux doit s'acquitter de ce devoir envers ses collègues en éventrant une femme enceinte vivante. *Quidquid dixerint argumentabor* (1).

Un dernier fait, connu de toute l'Europe et qui couvrira de honte les accoucheurs françois du dix-huitième siècle aux yeux de la postérité, c'est qu'une sage-femme ignorante, esclave de la routine, en butte à tous les préjugés, est, depuis dix-neuf ans, l'arbitre souveraine de la destinée des femmes en *travail* au grand hospice d'humanité de Paris.

Placées sous les toîts, environnées des miasmes putrides qui s'élèvent de toutes parts des salles placées au-dessous d'elles, les femmes enceintes, en *travail* et en couche, traînées par l'indigence et le malheur au fond de ce cloaque impur, viennent à regret y payer

______

(1) Ce n'est que par l'effet du hasard que j'ai été instruit de ces trois opérations-césariennes, pratiquées à Paris dans l'espace d'un an. Je laisse à penser s'il doit périr bien des femmes par cette cruelle manœuvre.

à la nature le douloureux tribut de la maternité.

Accoucheurs mécaniciens, césariens et sigaultiens, dites-moi pourquoi vos soins officieux ne volent point au secours de la nature, au sein d'un hospice environné des ténèbres de l'ignorance ? Dites - moi pourquoi, le flambeau du génie à la main, vous dédaignez d'éclairer les pas d'une vieille sybile à qui vous livrez par an quinze cents femmes enceintes, dont les maladies et les accidens du *travail* donneroient lieu à des observations perdues depuis vingt ans, par votre coupable insouciance pour l'art et pour l'humanité. Enfin, dites-moi pourquoi vous vous montrez si peu jaloux d'être à la tête d'un hospice qui, transformé par vos soins en école pratique, offriroit aux élèves accoucheurs une source intarissable d'instructions que vous ne pouvez leur donner dans vos boucheries amphithéâtrales qu'au détriment des mœurs et au mépris de l'humanité ?

Vous n'en conviendrez pas, sans doute, mais ce dernier fait prouve assez ou que vous préférez l'argent à l'étude de la nature, ou que la nature peut se passer de votre épouvantable mécanique; *quidquid dixeritis argumentabor.*

Je crois, citoyens collègues, vous avoir démontré *l'impossibilité physique du succès de l'opération-césarienne* : ma tâche est remplie. Maintenant prenez en main la balance, et dans l'un des bassins placez les Ambroise Paré, les Guillemeau, les Brunet, les Viart, les Charbonnet, les Marchant, le collège de chirurgie, la faculté de médecine de Paris, les Mauriceau, les Peu, les Lamotte, les Clément, les Dionis, les Heister, les Amand, les Portal, les Deventer, les Smellie, les Ould, les Jonhson, les Desault, etc. ; placez dans l'autre bassin, Rousset, Bauhin, Scipio-Mercuri, le révérend père Renaud, Saviard, Ruleau, Rudbeckius, Albosius, Jacotius, madame Flandrin, Simon, Sonmain, Millot, Deleurye, etc., pesez, et dites à la postérité de quel côté vient de pencher la balance.

Pour moi, fort de mes principes, de l'observation et d'une expérience de plus de vingt années consacrées sans relâche et presque exclusivement à la pratique de l'art des accouchemens, je déclare en mon ame et conscience,

1°. Que le succès de l'opération-césarienne sur la femme enceinte vivante, est physiquement impossible.

2°. Que cette horrible et double éventration

entraînant toujours et nécessairement la perte
de la femme qui la subit, doit être proscrite
chez un peuple qui s'honore de quelque sentiment d'humanité, et parce qu'elle est un
nouveau mode de dépopulation , et parce
qu'elle peut devenir l'instrument du crime ,
comme elle le fut pour Henri VIII , son fondateur.

3°. Que nul n'a le droit d'immoler un individu pour sauver la vie à un autre ; à plus
forte raison de sacrifier un être parfait pour
un être imparfait.

4°. Qu'il n'est pas moins atroce d'ouvrir les
flancs d'une femme enceinte vivante , sous
prétexte de sauver son enfant, qu'il le seroit
d'étouffer un hydrophobe ou un pestiféré ,
sous le vain prétexte de servir l'humanité.

5°. Que la femme n'est jamais dans l'impossibilité physique d'accoucher d'un enfant
à terme.

6°. Qu'un vice accidentel de configuration
peut bien donner la mort à l'enfant durant le
travail , mais qu'il ne mettra jamais un obstacle invincible à son expulsion ou à son extraction.

7°. Que la nature qui doit savoir mettre au
jour l'être qu'elle destine à vivre , se suffit
toujours à elle-même pourvu que l'art fidèle

à son procédé, la seconde au lieu de la contrarier.

8°. Que les moyens mécaniques sont diamétralement opposés au procédé de la nature, par la même raison que la force et l'adresse sont incompatibles.

9° Que l'art réside tout entier dans le génie, dans la dextérité de l'accoucheur, c'est-à-dire, dans l'action de sa main et dans l'administration des moyens médicaux propres à redonner à la matrice la somme de forces expultrices dont elle a besoin pour faire exécuter à l'enfant le mouvement de rotation-spirale (1), à la faveur duquel il franchit les détroits et l'excavation du petit bassin.

10°. Qu'une femme enceinte ne peut mourir durant le travail, que par l'impéritie de l'accoucheur ou de la sage-femme.

11°. Que les bassins artistement viciés, dont les accoucheurs césariens décorent leurs cabinets, ne sauroient être admis en preuve de leur système dépopulateur, puisqu'il existe un moyen de changer à son gré la configuration naturelle d'un bassin, en le plongeant dans l'acide nitreux, etc.

12°. Que les prétendues ruptures de matrice,

---

(1) Voyez mon Mémoire sur la découverte de ce mouvement, etc.

dont l'histoire fabuleuse de l'art des accouchemens nous offre trois exemples , ne sont
que de simples ruptures de vagin , produites
par la mauvaise manœuvre de l'accoucheur
qui , voulant repousser la tête de l'enfant déja
expulsée de la matrice , crêve le conduit va-
ginal , et fraye ainsi une route à l'enfant dans
le ventre de sa mère. Tel est l'accident qui a
donné lieu à la situation déplorable dans laquelle se trouve actuellement la femme Cetty,
malade à l'hospice de l'école de santé de Paris.
L'observation confirmera mon pronostic.

En conséquence , je ne crains pas de donner pour la troisième fois (1) , au nom de l'humanité souffrante , à tous les accoucheurs
mécaniciens , césariens et sigaultiens , les défis
solemnels dont voici le texte.

« Que tous les sectateurs des Rousset, des
» Levret et des Sigault se réunissent pour
» trouver un sujet dont le bassin soit le plus
» vicieusement configuré ; qu'ils déclarent que
» cette femme enceinte est dans le cas d'être
» tenaillée ou de subir soit l'opération-césa-
» rienne , soit la section sigaultienne ; qu'ils
» signent leur déclaration ; que cette femme
» soit ensuite confiée à mes soins, huit jours

____

(1) Voyez mes *Observations Médico-Chirurgicales* , p. 321 , et
mon mémoire : *Encore une victime de l'opération-césarienne*, p. 3

» au moins avant le dernier terme de la gros-
» sesse, et si je n'accouche point cette femme
» sans autre instrument que ma main, je
» consens à perdre ce que je suis si jaloux de
» mériter, l'estime et la confiance publiques. »

« Que tous les sectateurs des Rousset, des
» Levret et des Sigault se coalisent et fassent
» les plus soigneuses recherches, je les défie
» de prouver que j'aie accouché une femme
» à l'aide du *forceps*, et que dans l'espace de
» quatorze années de pratique à Paris, une
» seule des femmes confiées à mes soins, soit
» morte *en travail* ou en couches. »

Si ces deux défis que les partisans des ins-
trumens ou de l'opération - césarienne, se
garderont bien de me donner à leur tour, ne
suffisoient pas pour les convaincre de la solidité de mes principes, je m'engage à leur
communiquer le tableau fidèle et authentique
de mes succès, dont je veux me donner le
plaisir de retracer un exemple récent.

Le 29 pluviôse de l'an 5, j'ai accouché,
en vingt-six heures, de son quatrième enfant
à terme, en présence de cinq témoins, sans
autre instrument que ma main et sans muti-
lation, Adélaïde P****, domiciliée à Paris,
rue de la Monnoie.

Plusieurs accoucheurs convaincus de l'existence d'un vice accidentel de configuration de son bassin , qui la prive à jamais de la douceur d'avoir un enfant vivant , lui avoient proposé l'opération - césarienne ; et sur son refus me l'avoient adressée ; effrayés d'ailleurs par les terribles accidens des accouchemens précédens , dont voici le détail très-succinct.

Le 28 fructidor , an 1er , Adélaïde P****, en *travail* d'enfant-et à terme , fut aidée par trois accoucheurs , qui ne purent extraire l'enfant , qu'après en avoir vuidé le crâne. Le commissaire de police effrayé , de voir ce petit cadavre mutilé de la sorte , manda les trois accoucheurs , dont les noms sont consignés au procès-verbal.

Le 30 fructidor , an 2 , Adélaïde P****, enceinte et à terme , prend un nouvel accoucheur , qui décole l'enfant et laisse la tête dans la matrice. Un second accoucheur appelé au secours , fait mettre la femme dans un bain pendant dix-sept heures ; on n'espéroit plus la sauver , quand la matrice expulsa , par ses propres efforts , la tête que l'art n'avoit pu extraire.

Le 19 vendémiaire de l'an 4 , Adélaïde P**** accoucha , à sept mois de grossesse , d'un enfant mort , par suite des événemens malheureux qui avoient signalé la journée du 13.

Cependant accouchée par moi de son quatrième enfant, elle s'est levée le troisième jour de sa couche, et le neuvième elle vaquoit à son commerce.

Si Adélaïde P**** a le malheur de devenir enceinte, je n'aurai pas la foiblesse de lui refuser mon ministère : je réponds, même sur ma tête, que son accouchement ne sera pas moins heureux que le dernier. Mais supposons que, jalouse d'être mère, elle consentît à faire le sacrifice de sa vie ; supposons que son mari, jaloux d'avoir un héritier, préférât le titre de père à celui d'époux ; pourrois-je sans crime me rendre à leurs desirs, et plonger mes mains dans les flancs d'un être malheureux et sensible, pour sauver un être incertain ? Paix..... Ce n'est pas vous que j'interroge, accoucheurs césariens. A vous seuls appartient l'honneur de résoudre ce problême, et de former l'opinion publique, savans impartiaux, pères et mères de famille, maris tendres et vertueux, qui ne lirez pas sans intérêt, un ouvrage inspiré par l'amour des beaux arts, de la nature et de l'humanité.

CONCLUSION.

De tous les faits exposés dans ce discours, je conclus, citoyens collègues :

1°. Que l'opération-césarienne doit être à jamais proscrite chez une nation qui, malgré le projet formé par quelques scélérats de la frustrer de quatorze siècles de gloire, en l'avilissant aux yeux de l'Europe, est néanmoins restée fidèle aux principes d'humanité qui la caractérisent ; chez une nation qui désormais aussi avare du sang humain que l'anarchie en fut prodigue, ne permettra plus la pratique d'une opération féroce, immorale et dépopulatrice.

2°. Que l'art des accouchemens fondé jusqu'à ce jour sur un principe faux, dont on n'a pu tirer que de fausses conséquences, je veux dire la force, soit naturelle, soit artificielle, doit être réformé et rappellé à l'exécution du procédé simple de la nature, procédé qui consiste, 1°. dans *le mouvement de rotation spirale du corps de l'enfant sur son axe à l'instant physique où il franchit les détroits et l'excavation du petit bassin* ; procédé que j'ai découvert et démontré le premier. 2°. Dans l'usage des moyens médicaux

propres à redonner à la matrice la somme de
forces expultrices, sans lesquelles l'art ne pourroit seconder efficacement le vœu de la nature
dans la plus importante fonction de l'écono-
mie.

F I N.

« Hommes, soyez humains, c'est votre pre-
« mier devoir : soyez-le pour tous les états,
« pour tous les âges, pour tout ce qui n'est
« pas étranger à l'homme. Quelle sagesse y
« a-t-il pour vous, hors de l'humanité ? »

J. J. ROUSSEAU. *Emile*, *tome I*, *page* 161.

www.ingramcontent.com/pod-product-compliance
Ingram Content Group UK Ltd.
Pitfield, Milton Keynes, MK11 3LW, UK
UKHW022038170726
13837UKWH00002B/665